W0256799

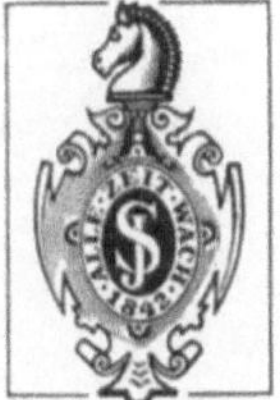

K. Hell · M. Allgöwer

Die Colonresektion

Mit 50 zum Teil farbigen Abbildungen

Springer-Verlag

Berlin · Heidelberg · New York 1976

PD Dr. Konrad Hell, Kantonsspital Liestal, Chirurgische Abteilung, CH-4410 Liestal

Professor Dr. Martin Allgöwer, Departement für Chirurgie, Kantonsspital Basel, CH-4004 Basel

ISBN-13: 978-3-642-66410-6   e-ISBN-13: 978-3-642-66409-0
DOI: 10.1007/978-3-642-66409-0

Library of Congress Cataloging in Publication Data. Hell, Konrad, 1938—   . Die Colon-Resektion. Bibliography· p   Includes index. 1. Colectomy. I. Allgower, Martin, 1917—   . II. Title. RD543.C57H44. 617'.5547. 76-26464. ISBN 0-387-07777-4

Das Werk ist urheberrechtlich geschutzt. Die dadurch begründeten Rechte, insbesondere die der Übersetzung, des Nachdruckes, der Entnahme von Abbildungen, der Funksendung, der Wiedergabe auf photomechanischem oder ahnlichem Wege und der Speicherung in Datenverarbeitungsanlagen bleiben, auch bei nur auszugsweiser Verwertung, vorbehalten.

Bei der Vervielfältigung für gewerbliche Zwecke ist gemaß § 54 UrhG eine Vergutung an den Verlag zu zahlen, deren Hohe mit dem Verlag zu vereinbaren ist.

© by Springer-Verlag Berlin · Heidelberg 1976
Softcover reprint of the hardcover 1st edition 1976

Die Wiedergabe von Gebrauchsnamen, Handelsnamen, Warenbezeichnungen usw. in diesem Werk berechtigt auch ohne besondere Kennzeichnung nicht zu der Annahme, daß solche Namen im Sinne der Warenzeichen- und Markenschutz-Gesetzgebung als frei zu betrachten waren und daher von jedermann benutzt werden durften.

Vorwort

Das vorliegende kleine Werk möchte nicht in erster Linie einen Literaturüberblick geben; es soll vielmehr einen Rechenschaftsbericht über die an unserer Klinik geübte Technik der Colonresektionen darstellen. Trotz einer Mehrzahl unterschiedlich geübter Operateure weist unser Verfahren in der letzten konsekutiven Serie bei elektiven Eingriffen eine Mortalität von 2,3%, bei Wahl- und Notfalleingriffen zusammen eine solche von 7% auf. Bei den Colonoperationen hängt die Regelmäßigkeit und die Verläßlichkeit des Erfolges in besonderem Maße von subtilen Einzelheiten der chirurgischen Technik, resp. der Gewebebehandlung ab. Eine zu fest geknüpfte Naht oder ein zu gründlich skelettiertes Darmende vermögen das gute Gelingen zu beeinträchtigen.

„Speditive Aequanimitas" des Operateurs und seines Teams ist wohl eine Grundvoraussetzung für eine Dickdarmchirurgie ohne vermeidbare lokale Komplikationen. Wir glauben, einen unter den möglichen Wegen auf dieses Ziel hin dargelegt zu haben.

August 1976   M. Allgöwer
                                                        K. Hell

Inhaltsverzeichnis

I. Einleitung

Der Dickdarm unterscheidet sich vom Dünndarm durch sein weites Lumen, seine relativ dünne Wandung sowie den großen Anteil von Bakterienmassen im Darminhalt. Dabei ist das Colon Sitz der Mehrzahl aller Carcinome und entzündlicher Tumoren des Gastrointestinaltraktes. Eine Dickdarmresektion bietet eine Fülle von Problemen wie Darmvorbereitung, Anwendung von Antibiotica, operationstaktisches Vorgehen, Ausmaß der Resektion, Anastomosierungstechnik, Fragen der Kotableitung, Art der Drainage, Verhütung von Tumorrezidiven, etc.; und auch heute noch — wie im Jahre 1843 bei der Beschreibung der ersten erfolgreichen primären Colonresektion — droht eine Anastomoseninsuffizienz die Prognose des Eingriffs zu belasten. Wir haben uns die Aufgabe gestellt, die bei uns bewährten Prinzipien der Colonchirurgie darzustellen, zu begründen und deren Resultate mitzuteilen. Dieser Bericht beruht hauptsächlich auf einer Analyse unseres Krankengutes der letzten acht Jahre mit über 1500 Colonoperationen, darunter allein mehr als 500 Resektionen mit primärer Anastomosierung. Aber auch die Resultate einer prospektiven Studie über 100 konsekutive Colonresektionen mit einreihiger Allschichtnaht und röntgenologischer Frühkontrolle sind dargelegt. Auf eine historische Dokumentation sowie auf ein bloßes Aufzählen aller bekannten Operationsvarianten wurde verzichtet zugunsten einer Beschränkung auf das Vorgehen, das sich uns bewährt hat.

II. Präoperative Abklärung und Operationsvorbereitung

Chirurgische Dickdarmerkrankungen betreffen meist Patienten in höherem Lebensalter; oft handelt es sich um schwerkranke Menschen mit verminderter allgemeiner Resistenz, sei es als Folge von Komplikationen des Grundleidens oder durch ein zweites konkomitierendes Leiden. Präoperative Abklärungen und Operationsvorbereitungen sollten deshalb nicht nur das Colon, sondern den ganzen Körper umfassen, aber den Patienten nicht mehr denn nötig belasten. Auch die psychologische Situation des Kranken bedarf der Aufmerksamkeit.

Im speziellen werden diejenigen Störungen präoperativ gesucht und soweit möglich korrigiert, die das Operationsrisiko, ob direkt oder indirekt, ungünstig zu beeinflussen vermögen, wie z. B. Herzinsuffizienz, Diabetes mellitus, Hypovolämie, Elektrolytstörungen, Hypoproteinämie, Leukopenie und Coagulopathien. Eine vorbestehende respiratorische Insuffizienz wird durch eine Laparotomie infolge schmerzbedingter herabgesetzter Expectoration mit Sekretretention und verminderter Durchlüftung bei postoperativem Meteorismus mit Zwerchfellhochstand sowie lagebedingter Veränderung der Lungenperfusion oft katastrophal verschlimmert und verdient deshalb spezielle Beachtung und geeignete Vorbehandlung mit Atem- und Inhalationstherapie. Falls notwendig, soll schon präoparativ das Atmen am druckgesteuerten Respirator geübt werden.

Während in der Regel Elektrolyt- und Volumendefizite innerhalb Stunden behoben sind, und auch ein entgleister Diabetes mellitus oder eine Herzinsuffizienz bald unter Kontrolle gebracht werden können, ist präoperativ zur Beeinflussung einer lange vorausgehenden Mangelernährung mit Hypoproteinämie selten genügend Zeit vorhanden. Zudem sind der Zufuhr von Eiweiß-Grundstoffen selbst bei intravenöser Hyperalimentation Grenzen gesetzt [Dudrick, 1971; Sheldon, 1971; Göschke, 1973].

Die bei uns vor Wahloperationen bei Dickdarmaffektionen routinemäßig durchgeführten Untersuchungen sind in Tabelle 1 zusammengestellt.

Bei Verdacht auf Dickdarmaffektion steht eine Vielzahl von diagnostischen Möglichkeiten zur Verfügung (s. Tabelle 2).

Die Bedeutung von *Inspektion, Palpation, Perkussion* und *Auskultation des Abdomens* ist Allgemeingut und bedarf keiner besonderen Würdigung.

Die *digitale Untersuchung des Rectums* gilt zwar als unerläßlicher Teil jeder Allgemeinuntersuchung, wird aber in ihrer Bedeutung für colorectale Tumoren vielfach überschätzt, sind doch nur 13% aller Carcinome des Dickdarms mit dem Finger erreichbar, während 87% der Tumoren der Entdeckung entgehen. Auch ein

Tabelle 1. Allgemeinuntersuchungen vor Wahloperationen wegen Dickdarmaffektionen

1. Anamnese und Status

2. Labor:
   a) Blut: ganzes Blutbild inkl. Thrombocytenzahl, Blutgruppenbestimmung, Prothrombinzeit, Blutzucker, evtl. arterielle Blutgasanalyse und Blutvolumenbestimmung. Serum-Elektrolyte (Natrium, Kalium), alkalische Phosphatase, Bilirubin, SGOT, SGPT, Harnstoff, Kreatinin, Serumeiweiß
   b) Urin: Sediment und Diastase, evtl. Kreatinin-Clearance und Bakteriologie

3. Röntgen: Thoraxübersichtsaufnahme

4. EKG

5. Weitere Abklärungen gemäß Anamnese und Befund der Allgemeinuntersuchung

Tabelle 2. Diagnostische Möglichkeiten bei Verdacht auf Dickdarmaffektionen

1. Inspektion, Palpation, Perkussion und Auskultation des Abdomens

2. Digitale Rectaluntersuchung

3. Rectosigmoidoskopie

4. Coloskopie

5. Röntgenuntersuchung des Dickdarms:
   a) Holzknecht-(Doppel-)Kontrastmitteleinlauf
   b) (Magendarmpassage)
   c) Selektive intestinale Angiographie

6. Spezielle Maßnahmen:
   a) Benzidinprobe
   b) Bakteriologische und cytologische Untersuchungen
   c) Immunologische Teste (CEA)
   d) Punktionen und Biopsien
   e) Laparoskopie, Colposkopie, Cytoskopie, Pyelogramm, Szintigraphie, etc.

villöses Papillom ist oft palpatorisch nicht abgrenzbar, und ein im Rectum getasteter gestielter Polyp kann durch Invagination der Darmwand seine Basis in Wahrheit im Sigmoid haben. Die Digitaluntersuchung des Rectums wird vorzugsweise bei rechter Seitenlage des Patienten linkshändig durchgeführt [Deucher, 1974].

In der Regel sollte bei jedem colorectalen Leiden vor Wahloperationen auch eine *Rectosigmoidoskopie* vorgenommen werden. Mit dem starren Rohr lassen sich eine Tiefe von etwa 25 cm und damit 71% aller bösartigen Dickdarmtumoren erreichen. Eine Kaltlichtquelle sorgt für genügende Beleuchtung; Sauger, Tupfer und Luftüberdruck gewährleisten ein freies Gesichtsfeld. Ohne weiteren größeren Aufwand können dabei mehrere Biopsien aus verdächtigen Bezirken entnommen werden. Gelegentlich ist die Inspektion durch Blut- oder Schleimabgang oder Stuhlverhaltung erschwert oder unmöglich. Für Routineuntersuchungen empfiehlt sich eine Lagerung des Patienten auf die linke Seite mit stark angezogenen Knien. Eine Narkose ist selten notwendig.

Die *Coloskopie* stellt eine willkommene Bereicherung der Diagnostik dar, die in den letzten Jahren rasche Fortschritte gemacht hat. Nach geeigneter Darmvorbereitung ist es heute mit den modernen flexiblen Fiberglascoloskopen in 80—90% der Fälle ohne Darmstenose möglich, das gesamte Colon und oft selbst das terminale Ileum einzusehen [Demling, 1972; Wolff, 1973]. Diese Form der Endoskopie ist bei der Suche nach Schleimhautpolypen des Dickdarms jeder anderen Untersuchungsmethode überlegen [Matsunaga, 1973], jedoch im akuten Stadium der Colitis ulcerosa und der Diverticulitis wegen Perforationsgefahr kontraindiziert [Thiel, 1973].

Eine *röntgenologische Abklärung* ist bei allen Colonaffektionen indiziert, selbst wenn inspektorisch, palpatorisch und bioptisch bereits ein Tumor nachgewiesen ist, da in höher gelegenen Dickdarmabschnitten mit Polypen und einem zweiten Carcinom zu rechnen ist. Eine röntgenologische Abklärung ist auch immer nötig, falls endoskopisch bei anamnestischen Hinweisen auf eine Dickdarmerkrankung kein pathologischer Befund erhoben wurde.

Eine *Holzknechtkontrastmitteluntersuchung* soll nach der Rectosigmoidoskopie oder Coloskopie durchgeführt werden, um die Endoskopie nicht durch Bariumverschmutzungen zu erschweren. Fast immer erlauben Prallfüllung und eine an die Darmentleerung anschließende Schleimhautdarstellung („Reliefdarstellung") eine sichere Diagnose, vor allem, wenn Schräg- und Zielaufnahmen Überprojektionen vermeiden, oder wenn Kontrastmittelverdünnung in Verbindung mit einer Hochvoltapparatur und einem Bildverstärker die Beurteilung durch überlagerte bariumgefüllte Darmschlingen hindurch ermöglichen [Donald, 1967]. In Kombination mit *Luftdoppelkontrastaufnahmen* können Coloncarcinome in praktisch 100% [Donald, 1967; Goligher, 1967], Polypen zwar nur in rund 50% der Fälle röntgenologisch erfaßt werden [Deddish u. Hertz, 1955]. Die Doppelkontrastdarstellung führt bei den entzündlichen Erkrankungen häufig zu einer größeren Gefährdung und Belastung des Patienten und nur ganz selten zu einer besseren Diagnostik [Fuchs, 1971]; deshalb sollte sie nicht routinemäßig angewandt werden. Außerdem kann die Grundbedingung einer verwertbaren Doppelkontrastdarstellung, die vollständige Reinigung des Colons, meist nicht erfüllt werden.

Die *perorale Kontrastmittelverabreichung* (Magendarmpassage) ist wegen Durchmischung des Kontrastmittels mit Speiseresten zur Feindiagnostik des Dickdarms ungeeignet, gibt hingegen Aufschluß über die Passagezeit und kann damit funktionelle Störungen anzeigen.

Die *selektive intestinale Angiographie* — obwohl nicht ganz risikolos für den Patienten — mag einerseits bei der Differentialdiagnose unklarer Prozesse der Colonwand, besonders bei Verdacht auf Gefäßbeteiligung (Ostiumatheromatose, Elasticaschäden, Aneurysma, arteriovenöse Fisteln, venöse Stase, Gefäßmißbildungen u. a.), und andererseits selten bei ungeklärten Dickdarmblutungen, die weder im Holzknechtkontrastmitteleinlauf noch endoskopisch erfaßbar sind, in Betracht gezogen werden [Hernandez, 1973]. Eine Arteriographie beider Mesenterialarterien bei der Tumordiagnostik des Colons ist höchstens in Einzelfällen angezeigt, kann jedoch frühzeitig Anhaltspunkte für hämatogene Metastasierung bieten [Cavojka, 1971].

Der *Nachweis von okkultem Blut im Stuhl* ist wegen der häufig falsch positiven Resultate von geringem Wert [Frühmorgen, 1973]. Selbst nach dreitägiger diätetischer Vorbehandlung und dreimaliger Stuhluntersuchung läßt sich auf diese Weise ein Coloncarcinom weder sicher ausschließen noch nachweisen.

Cytologische Untersuchungen auf abgestoßene maligne Zellen aus Darmspülungen weisen einen hohen Anteil von falsch positiven und falsch negativen Resultaten auf [Raskin et al., 1962; Leffal, 1972] und werden deshalb kaum in die Diagnostik einbezogen.

Unter den *immunologischen Untersuchungen* ist in letzter Zeit bei Tumoren des Verdauungstraktes vor allem der von Gold und Freedman 1965 beschriebene CEA-(„carcinoembryonale Antigen") Test bekannt geworden. Beim carcinoembryonalen Antigen handelt es sich um ein Glykoprotein mit einem Molekulargewicht von 200 000. Es tritt vor allem bei malignen Tumoren des Verdauungstraktes vom glandulären Typ auf (Colon, Rectum, aber auch Magen, Pankreas und andere). Ebenfalls ließ es sich in Polypen des Colons und in der Schleimhaut von Colitis-ulcerosa-Patienten nachweisen. Es ist deshalb kein spezifisches Krebsantigen. Bei Gesunden beträgt die carcinoembryonale Antigenkonzentration deutlich weniger als 2,5 ng/ml [Purpin, 1973]. Bei Colon- und Pankreascarcinomen ist der CEA-Test in 70—80% positiv; bei Magencarcinomen liegt der Wert eindeutig tiefer. Im allgemeinen sind die gefundenen Konzentrationen im Anfangsstadium niedrig und erhöhen sich mit dem Tumorwachstum und bei Metastasierung. Bei lokalisierten Dickdarmkrebsen ist der Test nur in 19%, bei diffuser Metastasierung hingegen in 100% positiv [Dhar, 1972]. Damit gibt er einen präoperativen Hinweis auf die Resezierbarkeit, obgleich er zum Nachweis von kleinen Carcinomen ungeeignet ist. Falsch positive Resultate mit hohen CEA-Werten finden sich auch bei nicht dem Verdauungstrakt zugeordneten Neubildungen anderer Organe sowie bei schwerer alkoholischer Cirrhose, alkoholischer Pankreatitis und terminaler Urämie. Nach vollständiger Entfernung eines Tumors vergehen mehrere Tage, bis das CEA nicht mehr nachweisbar ist. Wochen nach Tumorresektion deutet ein Wiederanstieg der CEA-Werte auf ein Carcinom-Rezidiv hin; damit ist dieser Test vor allem zur Verlaufskontrolle wertvoll mit der Einschränkung, daß ebenfalls bei gutartigen postoperativen Stenosen des Intestinaltraktes in 18% erhöhte Werte gefunden wurden [Ketcham, 1970]. War der CEA-Test bei Coloncarcinom immer negativ und bleibt er nach der Tumorresektion bei periodischen Nachuntersuchungen, ist er Anhaltspunkt für eine gute Langzeitprognose.

Die *Laparoskopie* erlaubt kaum eine Beurteilung des ganzen Colonverlaufes, gibt jedoch oft Aufschluß über Beteiligung von Nachbarorganen oder Metastasierung und gestattet zudem gleichzeitig eine Leberpunktionsbiopsie unter Sicht.

Da der Dickdarm praktisch mit allen Organen des Bauchraumes in nachbarschaftliche Beziehungen kommt, sind in Spezialfällen eine Vielzahl weiterer Abklärungsuntersuchungen wie Cholangiographie, Pyelogramm, Kolposkopie, Ultraschalldiagnostik, Punktionen und Biopsien etc. eventuell hilfreich, obschon selten notwendig.

So ist die *Szintigraphie* bei Erkrankungen des Magendarmtraktes entweder wenig spezifisch oder weist ein geringes Auflösungsvermögen auf. Bei Colonaffektionen kann sie praktisch nur bei der Suche nach Lebermetastasierung in Frage kommen. Dabei ergibt sie im Vergleich zu operativen und autoptischen Befunden 15% falsch positive und 6% falsch negative Resultate [Gennaro u. Bacon, 1971]. Sie erfaßt also Lebermetastasen zuverlässiger als der sehr empfindliche Bromthaleinretentionstest und die Bestimmung der alkalischen Serumphosphatase; sie belastet den Patienten im Gegensatz zur Angiographie und Laparoskopie überhaupt nicht und kann darum auch Patienten in kritischem Zustand noch zugemutet werden.

III. Indikationen zur Colonresektion

Eine Colonresektion kann praktisch bei allen Dickdarmaffektionen, aber auch bei Erkrankungen von Nachbarorganen, ja selbst aus extraintestinalen Gründen (z. B. konservativ nicht beeinflußbare porto-systemische Encephalopathie [Cameron, 1968] nötig werden. Die Indikationen zur Dickdarmresektion lassen sich nach der Symptomatologie schematisch unterteilen in Resektionen bei 1. Tumor, 2. Blutung, 3. Ileus und 4. Entzündung oder Perforation, wobei aber manche Grundkrankheiten ein vielseitiges Bild bieten (s. Tabelle 3—6).

Tabelle 3. Neoplastische und polypöse Dickdarmveränderungen

A. *Neoplasma*
    a) *maligne*
        — Coloncarcinom
        — Carcinoid-Tumor
        — Lymphosarkom, Leiomyosarkom
    b) *primär benigne*
        epithelial: — Adenom
                    — familiäre Polyposis, Gardner-Syndrom
                    — villöses Papillom
        andere: — Leiomyom
                    — Lipom
                    — Lymphom
                    — Hämangiom
                    — Neurofibrom
                    — Endometriose

B. *Hamartome*
    Juveniler Polyp, juvenile Polyposis coli
    Polyp bei Peutz-Jeghers-Syndrom

C. *Entzündliche polypöse Veränderungen*
    bei Colitis ulcerosa, M. Crohn, Dysenterie, etc.

D. *Nicht klassifizierbar*
    Cronkhite-Canada-Syndrom
    Hyperplastische (metaplastische) Schleimhautpolypen
    Pneumatosis cystoides intestinalis
    — Colitis cystica profunda

Tabelle 4. Affektionen, die zu Dickdarmblutungen führen können

A. *Neoplastische und polypöse Dickdarmveränderungen*
   (vor allem Coloncarcinom, Polypen und Hämangiom)

B. *Entzündliche Dickdarmaffektionen*
   a) Diverticulitis — Diverticulose
   b) Colitis ulcerosa
   c) Colitis granulomatosa (M. Crohn)
   d) Strahleninduzierte Colitis
   e) Solitärulcus des Colons
   f) Colitis cystica profunda
   g) Infektionskrankheiten:
      — Salmonellosen
      — Tuberkulose
      — Amöbiasis
      — Aktinomykose
      — Schistosomiasis
      — Chagas-Krankheit
      — Wurmbefall
      — Syphilis
      — Lymphogranuloma venerum

C. *Traumatische Läsionen*

D. *Ischämische Colitis und Mesenterialinfarkt*

E. *Gefäßmißbildungen* (arteriovenöses Aneurysma, M. Osler-Weber-Rendu)

F. *Hämorrhagische Diathesen*

G. *Endokrine Störungen:* vikariierende Blutung (Endometriose)

H. *Toxische Dickdarmschädigung*

J. *Portale Hypertension:* Colonvaricen

Cave: Vorgetäuschte Dickdarmblutung bei Ulcus pepticum, bei Durchbruch eines Aneurysma dissecans ins Darmlumen, etc.

Tabelle 5. Ätiologie des Dickdarmileus

A. *Colon primär betroffen*
   a) *Coloncarcinom*
   b) *Colonvolvulus*
      — Coecumvolvulus
      — Colon transversum-Volvulus
      — Colon descendens-Volvulus
      — Sigmavolvulus
   c) *Diverticulose und ihre Komplikationen*
   d) *Adhäsionen*
   e) *Paralytischer Ileus*
   f) *Hernien*
   g) *Invagination* (vor allem Coecum und Rectosigmoid)
   h) *Mißbildungen*
      — Atresien und Stenosen
      — Malrotation
      — Duplikaturen

Tabelle 5. [Fortsetzung]

---

j) *Entzündliche Stenosen*
  - Colitis ulcerosa
  - Lymphogranuloma venerum
  - Aktinomykose
  - Lues
  - Tuberkulose
  - Amöbiasis

k) *Ischämische Stenose*

l) *Iatrogen:* medikamentös, als Bestrahlungsfolge

m) *Ferner bei:* gutartigen Colontumoren (Lipom), Fremdkörper und Gallensteinen, Pneumatosis coli, etc.

B. *Colon sekundär betroffen*
Dickdarmileus bei Erkrankungen der Nachbarschaft, z. B. fortgeleitete Tumorinfiltration und -kompression bei Nierentumoren, Pankreas- und Magencarcinom, Ovarialtumoren, Peritonealcarcinose, sowie Colonobstruktion durch gutartige Tumoren, Cysten und Abscesse der Umgebung

Cave: Pseudoobstruktion (Pankreatitis!)

Tabelle 6. Ätiologie der Colonperforationen

A. *Neoplasma*

B. *Entzündung*
  a) Vom Dickdarm ausgehend
    - Diverticulitis
    - Colitis ulcerosa und Colitis granulomatosa (M. Crohn)
    - Salmonellosen, Amöbiasis
    - Solitärulcus des Colons
    - akute nekrotisierende Enterocolitis
  b) Von der Umgebung ausgehend
    - Appendicitis
    - Meckel-Diverticulitis
    - Adnexitis
    - Cholecystitis
    - Pyelonephritis
    - peptische Ulcera
    - Pankreatitis

C. *Trauma*
  - stumpfes Bauchtrauma
  - penetrierendes Bauchtrauma
  - iatrogen (instrumentell, Überdruck, Einläufe, u. a. m.)

D. *Überdehnung und Überblähung des Colons*
bei Tumorstenose, Adhäsionen, Volvulus

E. *„Spontane" Dickdarmperforation*

F. *Ischämisch*

G. *Anderes*
Colonperforation bei Urämie, Cushing-Syndrom, Ehlers-Danlos-Syndrom, etc.

Ätiologisch stehen zahlenmäßig das Coloncarcinom und die Diverticulitis mit ihren Komplikationen im Vordergrund der Indikationen zu Colonresektionen.

Die Anzeigestellung zur Colonresektion soll nun anhand einer kurzen systematischen Übersicht über die Dickdarmerkrankungen im Einzelnen erläutert werden.

1. Coloncarcinom

(Abb. 1, 2, 3, 4)

Nach Statistiken der American Cancer Society (1971) nimmt unter den Krebstodesfällen das colorectale Carcinom ursächlich den zweiten Platz ein (beim Mann ist nur der Lungenkrebs, bei der Frau das Mammacarcinom häufiger). Rund 50% aller Colon- und Rectumcarcinome sind im Colon und vom letzteren die Hälfte im Sigma und Colon descendens gelegen (s. Tabelle 7).

Bei 3% der Fälle ist mit einem synchronen oder metachronen Doppelcarcinom zu rechnen.

Beim Coloncarcinom sind vor allem Patienten nach dem 50. Altersjahr betroffen, wobei das Durchschnittsalter bei Therapiebeginn 60,6 Jahre (59,7 Jahre für Frauen und 61,5 Jahre für Männer) beträgt (s. auch Tabelle 8).

Das Leitsymptom beim Coloncarcinom ist der Schmerz (bei 69% der Patienten), gefolgt von Gewichtsverlust (55%) und Wechsel der Stuhlgewohnheiten (52%); 38% der Patienten beklagen sich über Blutabgang und 28% weisen beim Klinikeintritt Stenosezeichen und 7% eine freie oder gedeckte Tumorperforation auf. 8% der Patienten mit Dickdarmkrebs sind jedoch bei der Diagnosestellung absolut beschwerdefrei (Sammelstatistik gemäß Literaturverzeichnis).

Histologisch handelt es sich in 89% aller Dickdarmkrebse um Adenocarcinome [Bokelmann, 1972]. Selten werden polypöse Krebse, Gallert-Carcinome, Carcinoma solidum und Sarkome beschrieben. Vereinzelt ist auch über ein Plattenepithelcarcinom [Comer, 1971] oder über eine Linitis plastica des Colons berichtet worden [Speer, 1971; Andersen, 1972; Hartweg, 1975], wobei die letztere Form röntgenologisch als entzündliche Stenose imponieren kann und deshalb differentialdiagnostisch bedeutsam ist.

Die Resektionsquote für das Coloncarcinom wird mit 53—95% angegeben; bei durchschnittlich zwei Drittel der Patienten ist eine kurative Resektion möglich.

Aussicht auf eine günstige Langzeitprognose gibt nur eine frühzeitige, ausreichend ausgedehnte Resektion. Dabei verbessert die von Quan (1960), Stearns (1961), Ruff (1961) u. a. für die im rectosigmoidalen Übergangsbereich sitzenden Krebse vorgeschlagene präoperative Röntgentherapie von 2 000 rad die Überlebensrate nicht, wie eine prospektive Studie von Dwight (1972) gezeigt hat, könnte jedoch in seltenen Fällen die Resektion eventuell erleichtern oder überhaupt erst ermöglichen.

Bei Invasion von Tumor in Nachbarorgane soll die Situation nicht auf den ersten Blick als inoperabel bezeichnet werden, fanden sich doch unter unseren 5 Jahre überlebenden Patienten solche, die bei der Operation eine Tumorinfiltration in

Tabelle 7. Lokalisation des Coloncarcinoms

Coecum	19,0%
Colon ascendens	8,0%
Rechte Flexur	5,1%
Colon transversum	12,2%
Linke Flexur	6,7%
Colon descendens	6,2%
Sigmoid	42,8%

Tabelle 8. Auftreten des Coloncarcinoms nach Altersgruppen

< 30 Jahre	1%
30—39 Jahre	2%
40—49 Jahre	8%
50—59 Jahre	28%
60—69 Jahre	37%
70—79 Jahre	20%
> 80 Jahre	4%

Magen, Pankreas, Milz und Dünndarm aufgewiesen hatten und bei denen eine kurative Resektion doch noch durchgeführt werden konnte.

Ist eine kurative Resektion infolge zu ausgedehnter lokaler Tumorinfiltration oder bei Fernmetastasen (Lunge, Leber, etc.) aussichtslos, so ist es unser Ziel, das Coloncarcinom wenn irgendmöglich zu resezieren, um wenigstens die lokalen Tumorkomplikationen, wie Ileus und Perforation und somit die dadurch verursachten Beschwerden zu beseitigen oder zu verhüten. Gleichzeitig wird eine primäre Dickdarmanastomose zur Wiederherstellung der Darmkontinuität angestrebt. Der Verzicht auf einen künstlichen Darmausgang erlaubt dem Patienten, sein Leben im gewohnten Rahmen fortzusetzen, denn gerade ältere Patienten finden sich mit einem Anus praeter schwer ab.

Beim palliativen Vorgehen sollten Lymphknotenmetastasen nur insoweit mitreseziert werden, als das Operationstrauma dadurch nicht wesentlich vergrößert wird. In unserem Krankengut finden wir unter den palliativen Resektionen eine 5-Jahresüberlebenschance von 3%, so daß eine aktive Therapie nicht ganz hoffnungslos ist; vor allem aber bessert sie die psychologische Situation des Patienten, indem sie ihm das Gefühl gibt, daß noch etwas getan werden kann und daß, solange eine Operation vorgenommen wird, noch Hoffnung bleibt.

Kontraindikationen zur Tumorexstirpation sind Zustände, bei denen das Allgemeinbefinden des Patienten den Eingriff nicht mehr zuläßt und die Leber massiv von Metastasen durchsetzt ist oder eine peritoneale Aussaat vorliegt [Deucher, 1971].

Sollte sich bei der Laparotomie der Primärtumor auch mit einer erweiterten Resektion unter Einschluß von Nachbarorganen, selbst unter Zurücklassung von Lymphdrüsen- oder Lebermetastasen, nicht mehr chirurgisch entfernen lassen, empfiehlt es sich, bei Ileuserscheinungen einen doppelläufigen Anus praeter so anzulegen, daß dieser möglichst lange noch vom Tumorwachstum unabhängig funktionieren kann.

Eine alleinige Umgehungsanastomose kommt nur als letzte chirurgische Therapie in Betracht, da sie die Beschwerden durch den Primärtumor nicht zu beeinflussen vermag und die Prognose des Leidens nicht verbessert. Alle derart operierten Kranken sind bei uns innerhalb 12 Monaten ad exitum gekommen. Über ähnlich ungünstige Erfahrung hat auch Deucher (1971) berichtet.

Wird auf jede Form aktiver chirurgischer Therapie verzichtet, so ist wenigstens die histologische Sicherung der Diagnose mittels Biopsie zu fordern.

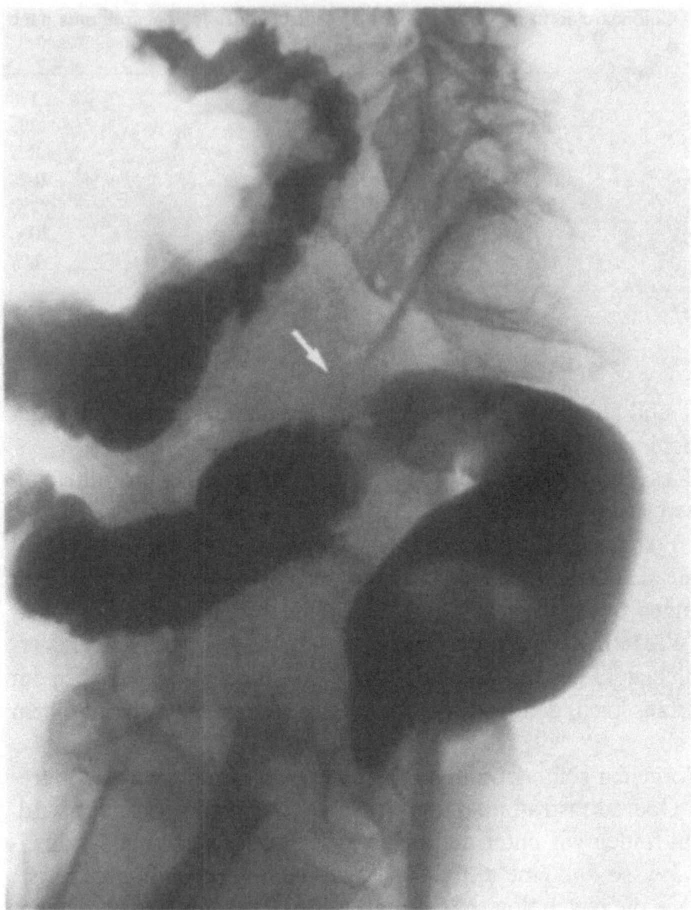

Abb. 1. Carcinom des rectosigmoidalen Überganges bei einem 74jährigen Patienten: Holzknecht-Kontrastmitteldarstellung im seitlichen Strahlengang

Bei 10—27% der radikal operierten Coloncarcinome ist mit einem lokalen Rezidiv zu rechnen, insbesondere aber nach linksseitiger Hemicolektomie und nach Anterior-Resektion [Linder, 1971; Bokelmann, 1972; Mouchet, 1972]. Da 50% der Rezidive 16—18 Monate postoperativ auftreten [Rowe, 1971], ist vor allem in den ersten 2 Jahren nach der Resektion eine regelmäßige 3—6monatige Nachuntersuchung wünschenswert. Dadurch lassen sich Rezidive oder Zweitcarcinome erfassen, bevor sie Symptome gemacht haben; in diesem Stadium sind sie eventuell noch resezierbar [Heald, 1972].

Die 5-Jahresüberlebensrate für das Coloncarcinom insgesamt wird in der Literatur mit durchschnittlich 41% (15—69%) angegeben [Holder, 1971; Kronberger, 1971; Bokelmann, 1972; Welch, 1974].

Die Prognose ist vom Alter des Patienten, von Anamnesedauer, Begleitkrankheiten, Tumorlokalisation, Penetrationstiefe, Ausmaß der befallenen Darmcircumferenz und Stenosierung, Anzahl der nachgewiesenen Lymphknotenmetastasen (ver-

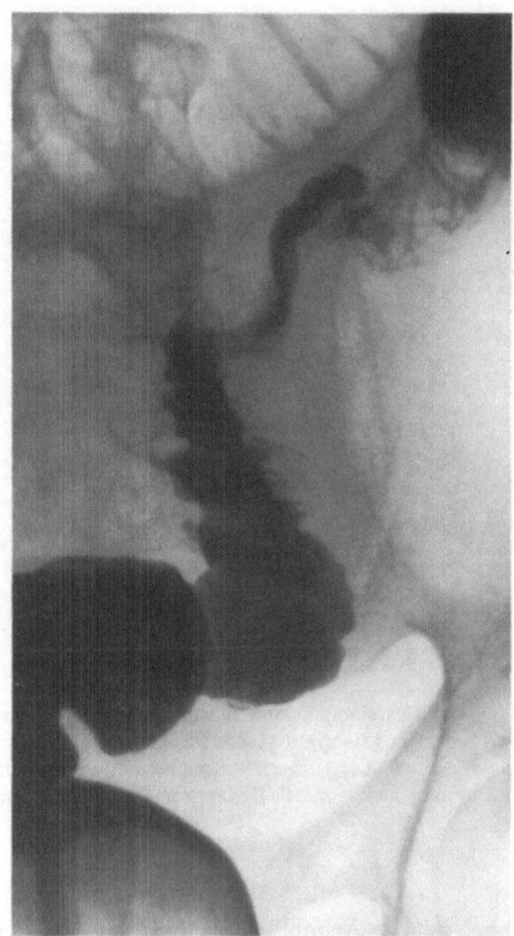

Abb. 2. Sigmacarcinom mit gedeckter Perforation bei einem 73jährigen Mann

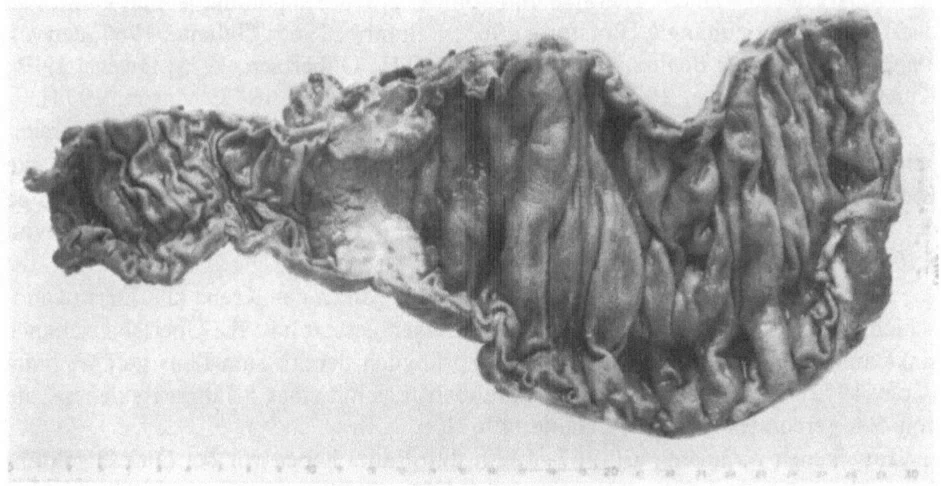

Abb. 3. Dickdarmcarcinom: zirkulär wachsend und stenosierend

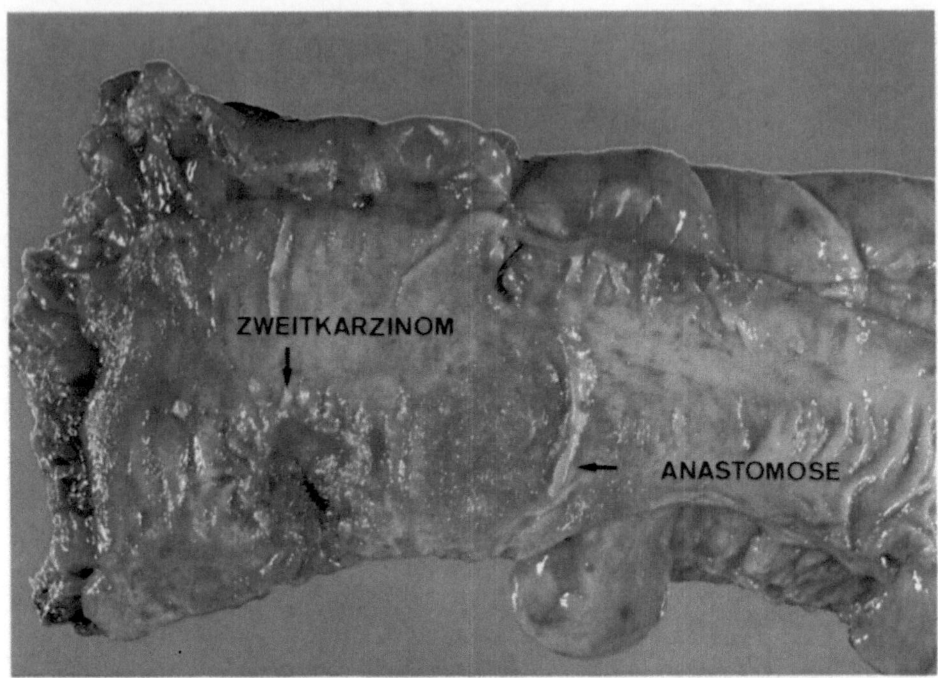

Abb. 4. Zweitcarcinom 2 Jahre nach notfallmäßiger Segmentresektion wegen perforierten Coloncarcinoms bei einem 53jährigen Mann. Die ehemalige Anastomose mit einreihiger Allschichtnaht ist kaum mehr erkennbar. Die jetzige Therapie bestand in linksseitiger Hemicolektomie mit Wiederherstellung der Darmkontinuität mittels Transverso-Recto-Anastomose

glichen mit der Anzahl histologisch untersuchter Lymphknoten), vom Grad der Tumorentdifferenzierung und vom Tumorbefall der Resektionsränder, von Fernmetastasen, Art der gewählten Therapie und von der Nachbehandlung, jedoch kaum von der Tumorgröße abhängig [Botsford, 1965; Palumbo, 1965; Galante, 1967; Jensen, 1970; Bacon, 1971; Beahrs, 1971; Deucher, 1971; Gilbertsen, 1971; Owens, 1971; Kunath, 1972; Lange, 1972; Slanetz, 1972; Buckwalter, 1973; Mason, 1974].

Die günstigste Prognose findet sich bei kurativ resezierten Carcinomen des rechten Colons ohne Lymphknotenbefall, wo Buxton (1971) eine 5-Jahresüberlebensrate von 80% und eine 10-Jahresheilungsquote von 64% fand, während für Carcinome der linken Colonflexur über eine auffällig niedrige 5-Jahresüberlebensquote von 8,1% berichtet wurde [Gilbertsen, 1971].

Die Prognose verschlechtert sich signifikant, sofern der Krebs alle Darmwandschichten infiltriert oder Lymphknotenmetastasen gesetzt hat; die Überlebenschance sinkt auf die Hälfte, wenn der Tumor ursprünglich bereits zum Ileus geführt hatte [Cole, 1972]. Bei Lebermetastasen kann höchstens mit einer 5-Jahresüberlebensrate von 5% gerechnet werden [Galante, 1967].

Im eigenen Krankengut (1967—1970: 220 Fälle) haben wir bei Dickdarmkrebsen nach Tumorresektion insgesamt eine 5-Jahresüberlebensrate von 42,8% und bei nachgewiesener Lymphknotenmetastasierung von 31% gefunden. Diese Resultate waren jedoch nur dank einer lückenlosen Nachkontrolle und eventuell erneuter chirurgischer Therapie möglich; so sind bei diesen 220 Patienten bis heute insgesamt 469 operative Interventionen als Folge des Grundleidens durchgeführt worden.

In letzter Zeit mehren sich beim Coloncarcinom die positiven Berichte über die meist mit der chirurgischen Therapie kombinierte Anwendung von Cytostatica, die prä-, intra- oder postoperativ einerseits intraperitoneal und intraluminal sowie andererseits systemisch oder selektiv intraarteriell verabreicht werden [Mc Kibbin, 1963; Gibson, 1966; Rousselot, 1968 u. 1972; Moertel, 1969; Higgins, 1971; Rowe, 1971; Ansfield, 1971 u. 1972; Grossi, 1972; Ratner, 1972; Bengmark, 1974]. So berichtete Ratner (1972) bei 5-Fluorouracil-Gabe über eine objektive Besserung in 17—27% und über eine symptomatische vorübergehende Besserung in einem Drittel der Fälle, und Moertel (1969) sah durch 5-Fluorouracil bei Patienten mit inoperablem Dickdarmkrebs eine Verlängerung der durchschnittlichen Überlebenszeit von 7,5 auf 19 Monate, die allerdings mit Nebenwirkungen bezahlt wurde. Rousselot (1972) vermochte die 5-Jahresüberlebensrate aller resezierbaren Coloncarcinome durch intraluminale 5-Fluorouracil-Applikation in den Dickdarm unmittelbar vor der Tumorresektion auf 65% anzuheben.

Es ist möglich, daß in Zukunft ein Coloncarcinom sowohl chirurgisch als auch medikamentös — sei es mittels Cytostatica oder auf immunologische Weise — angegangen wird [Symes, 1970; Gerfo, 1972; Griffen, 1972; Hellström, 1972; Müller, 1974].

2. Polypöses Adenom des Colons

(Abb. 5 und 6)

Bei 80—90% aller gutartigen polypoiden Dickdarmschleimhautveränderungen handelt es sich histologisch um Adenome [Pagtalunan, 1965]; diese sind von Nadelkopf- bis Kirschgröße, weich, eventuell gestielt, unterscheiden sich in der Farbe nicht von der normalen Schleimhaut und werden bei Autopsien in 4—27% und im Resektionspräparat in 27—76% der Fälle als sog. Satellitpolypen neben einer Krebsgeschwulst gefunden [Willis, 1958; Moore, 1960; Deucher, 1973]. Ihre Verteilung im Colon entspricht derjenigen der Carcinome [Gusinde, 1974]. Polypöse Adenome verursachen lokale Komplikationen wie Blutung, Prolaps, Invagination und Stenoseerscheinungen, und eine maligne Entartung ist nicht ausgeschlossen [Morson, 1969]. Horn (1971) konnte anhand von über 2 000 Dickdarmpolypen zwar in keinem Falle die Entwicklung eines Krebses aus einem gutartigen Polypen beweisen, aber ein Coloncarcinom ließ sich häufig neben oder in Teilen von adenomatösen Polypen feststellen. Das Carcinomrisiko bei Polypen von weniger als 10 mm Durchmesser wird mit höchstens 1% angegeben [Grinell, 1958; Spratt, 1971].

Die Kriterien der Dignität bei adenomatösen Polypen des Colons lassen sich schematisch wie folgt klassifizieren:

Da kleine, klinisch unauffällige adenomatöse Polypen selten maligne sind, darf das Risiko der Abtragung die Gefährdung durch ein möglicherweise entstehendes

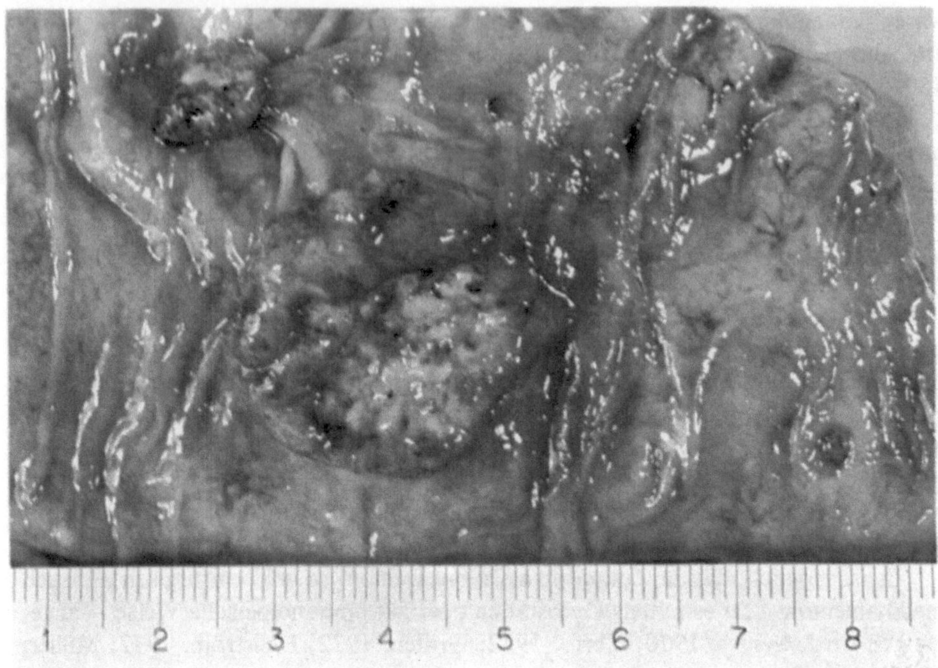

Abb. 5. *Dickdarmcarcinom* (in Bildmitte) in Nähe eines gestielten *adenomatösen Polypen* (im Bild oben links)

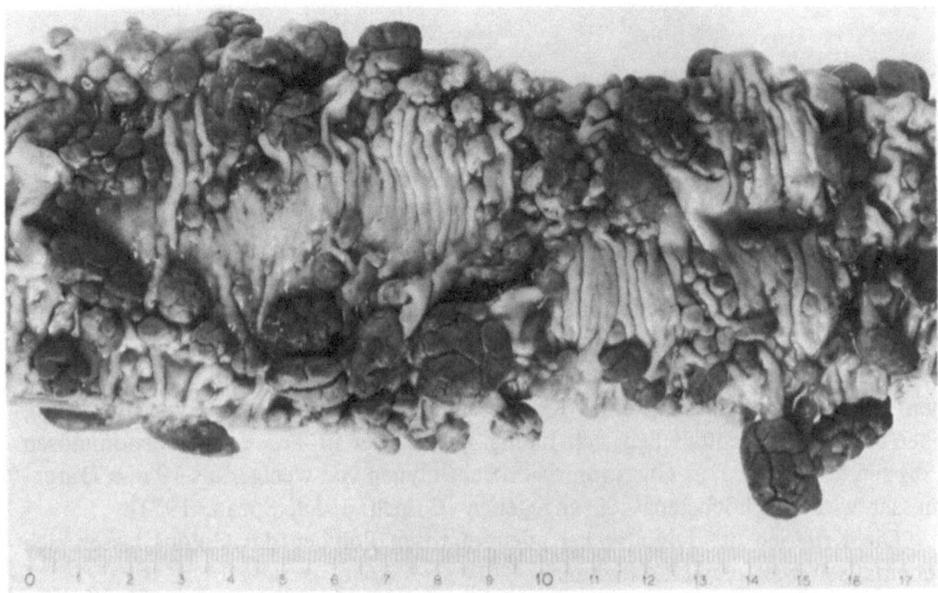

Abb. 6. *Polyposis coli*: multiple, z. T. gestielte polypöse Adenome

Tabelle 9. Kriterien der Dignität beim adenomatösen Polypen des Colons

	wahrscheinlich gutartig	maligne Veränderung möglich
Alter	Kinder und Jugendliche	höheres Alter
Farbe	wie Schleimhaut	Farbdifferenz zur Schleimhaut vorhanden
Größe	1–10 mm	größer als 2 cm
Induration	keine	vorhanden
Ulceration	keine	vorhanden
Rezidive	keine	vorhanden
Heredität	keine	vorhanden

Carcinom nicht übersteigen. Zudem ist bei Polypen von weniger als 4 mm Durchmesser bis zur nächsten Kontrolluntersuchung eine Spontanremission möglich [Enquist, 1957; Goligher, 1967].

Kleine gestielte, transanal erreichbare Polypen können praktisch risikolos ohne vorherige Biopsie entweder unter direkter Sicht oder endoskopisch in toto entfernt und einer genauen histologischen Untersuchung zugeführt werden. Die endoskopische Abtragung von *gestielten* Colonpolypen bringt gegenüber der offenen Colotomie viele Vorteile wie kurzer Spitalaufenthalt, geringe Kosten, frühzeitiger Nachweis von Dickdarmkrebsen, herabgesetzte Komplikationsrate und Operationsletalität [Nagasaco, 1972; Bloom, 1973; Knutson, 1974].

Die coloskopische Polypektomie ist nur selten mit Komplikationen wie Nachblutung am Ort der Abtragung, Perforation an der Biopsiestelle, Längseinriß einer Darmschlinge beim Vorschieben des Instrumentes, Überdruckverletzungen, elektrische Hitzeschäden, Darmgasexplosionen etc. belastet, deren Inzidenz unter 1% liegt [Ottenjann, 1972 u. 1973; Ragins, 1974; Sugarbaker, 1974]. In geübten Händen sollte sie keine Letalität aufweisen, sofern eine eventuelle Darmperforation sofort erkannt und chirurgisch versorgt wird [Thiel, 1973].

Ein Vergleich der coloskopischen Polypektomie mit der Colotomie und offenen Polypabtragung läßt die Überlegenheit erkennen:

Das endoskopische Vorgehen kann trotz all dieser offensichtlichen Vorteile jedoch nicht uneingeschränkt angeraten werden, einerseits, da die coloskopische Polypektomie große Übung voraussetzt, und andererseits, da bei Polypen von 2 oder mehr Zentimeter Durchmesser in 10% mit einem assoziierten Carcinom zu rechnen ist, das dann einen zweiten radikalen Eingriff nötig macht, während bei der offenen Abtragung sogleich die notwendig werdende Dickdarmresektion angeschlossen werden kann. Zudem sind ein Teil der Polypen der endoskopischen Abtragung nicht zugänglich, sei es, daß sie nicht erreichbar oder unauffindbar sind, oder daß sie sich wegen ihrer Größe oder Form coloskopisch nicht fassen lassen [Spratt, 1971; Berci, 1973; Deucher, 1973; Demling, 1974]; dies gilt speziell für alle breitbasigen, nicht gestielten Polypen.

In diesen Fällen empfiehlt sich die offene Abtragung, entweder durch Colotomie und Polypektomie bei sicher gutartigen gestielten Polypen oder besser mittels Segmentresektion bei breitbasig aufsitzenden sowie fraglich gutartigen Colonadenomen. Die peroperative Suche nach Polypen wird erleichtert durch die Benutzung eines sterilen Operationscoloskopes, durch Transillumination und eventuell durch zu-

Tabelle 10. Vergleich von coloskopischer Polypektomie mit Polypabtragung durch Laparotomie und Colotomie

Art des Eingriffes bei proximalen Colonpolypen	Komplikationsrate	Operations-letalität
Coloskopische Polypektomie (Berci, 1973; Sugarbaker, 1973; Wolff, 1973)	1,6—10% (durchschnittlich 2,3%)	0%
Offene Polypabtragung durch Colotomie (Deddish, 1955; Kleinfeld, 1960; Swinton, 1962)	7—41% (durchschnittlich 19%)	1%

sätzliche Colotomien, wobei aber diese Maßnahmen die postoperative Infektionsrate erhöhen [Kleinfeld, 1960]. Heute kann auch eine peroperative coloskopische Simultanuntersuchung in Frage kommen.

Für multiple, sicher präcanceröse Polypen des Colons stellt die Rectummucosektomie mit Sigma-Rectumdurchzug oder Ileum-Rectumdurchzug [Reifferscheid, 1971] ein kontinenzerhaltendes und gleichzeitig radikales Operationsverfahren dar, das in Verbindung mit regelmäßigen Nachuntersuchungen theoretisch die besten Resultate geben sollte, nach den Mitteilungen der Literatur praktisch aber noch mit technischen und funktionellen Schwierigkeiten sowie mit erhöhter Morbidität und operativer Letalität belastet ist [Kühlmayer, 1971; Lenner, 1974; Pichlmayr, 1974].

Für tief gelegene Polypen kommt auch die transsphinctere Resektion [Mason, 1974] als radikales und doch kontinenzerhaltendes Verfahren in Betracht.

3. Familiäre Polyposis

Die familiäre intestinale Polyposis ist eine autosomal dominante Erbkrankheit, die gekennzeichnet ist durch die Entwicklung von zahlreichen adenomatösen Tumoren im Colon und Rectum [Arnold, 1970]. Nach dem 10., jedoch vor dem 40. Lebensjahr bilden sich unzählige, entweder gestielte oder breitbasig aufsitzende Adenome im ganzen Dickdarmbereich aus. Prädilektionsstellen für diese Polypen sind das linke Colon und das Rectum; ihre Größe variiert zwischen 1—20 mm Durchmesser. Alle diese Polypen sind vorerst gutartig, und die meisten von ihnen bleiben es auch. Nach einer Latenzzeit von rund 10—20 Jahren entwickeln sich dann aber mit großer Wahrscheinlichkeit ein oder mehrere Dickdarmkrebse [Goligher, 1967], womit die familiäre Polyposis zu den Präcancerosen zu zählen ist.

Symptome in Form von gehäuften Darmentleerungen und etwas wäßrigen oder vermehrt schleimhaltigen, selten auch blutig verfärbten Faeces treten in der Regel erst postpubertär auf. Krampfartige Bauchschmerzen und Anämie werden kaum beobachtet. Bei jungen Patienten ist eine Anamnese von persistierenden oder rezidivierenden Durchfällen ohne Beeinträchtigung des Allgemeinzustandes typisch für die Polyposis, speziell dann, wenn auch ein anderes Familienmitglied daran leidet.

Da Dickdarmcarcinome in Zusammenhang mit der familiären Polyposis bei weniger als 20 Jahre alten Patienten nicht gefunden werden, später jedoch in rund einem Drittel der Fälle im Colektomiepräparat bereits ein oder mehrere Carcinome nachweisbar sind, und bei 30jährigen erkrankten Familienmitgliedern in 50% der Fälle mit einer Carcinomentwicklung zu rechnen ist [Waugh, 1964; Pichlmayr, 1974], drängt sich eine chirurgische Behandlung am Ende der Pubertät auf. Primär kann eine Colektomie mit ileorectaler Anastomose als genügend betrachtet werden, sofern die im Rectumstumpf zurückgelassenen Polypen vor oder nach diesem Eingriff endoskopisch entfernt werden, und eine 3monatige lebenslängliche rectoskopische Nachkontrolle gewährleistet ist.

Trotz subtotaler Colektomie mit ileorectaler Anastomose und genügender Nachkontrolle mit Abtragung von zurückgebliebenen oder sich neu bildenden Rectumpolypen wird 10—15 Jahre nach der Dickdarmresektion in 3—22% der Fälle ein Rectumcarcinom beobachtet [Everson, 1954; Lockhart-Mummery, 1956; Waugh, 1964; Moertel, 1970]; die Patienten sind dann durchschnittlich erst 45—50 Jahre alt. In neuerer Zeit wird deshalb 10 Jahre nach der subtotalen Colektomie bei persistierender Polyposis im Rectumrest eine prophylaktische Rectumexcision mit definitiver Ileostomie gefordert [Shepherd, 1971]. Das Vorgehen von Mason eröffnet auch hier neue Perspektiven [Mason, 1974].

Kommt ein Patient mit intestinaler Polyposis zur Behandlung, so muß sich die Abklärung ebenfalls auf dessen Familie erstrecken, um weitere Fälle von familiärer Polyposis möglichst frühzeitig einer geeigneten Therapie zuzuführen [Dukes, 1952 u. 1958; Lockhard-Mummery, 1956 u. 1967; Goligher, 1967].

4. Gardner-Syndrom

Zum Gardner-Syndrom [Gardner u. Richard, 1953] gehört die Trias: Colonpolypose, Osteome und Hauttumoren. Sie wird autosomal dominant vererbt und tritt deshalb familiär auf [McKusick, 1962]. Dabei werden Polypen in 12% der Fälle auch im Magen, Duodenum, Jejunum oder Ileum gefunden. Das Polypenwachstum beginnt in der Pubertät. Im weiteren Verlauf ist mit einer Entartungswahrscheinlichkeit der intestinalen Polypen von nahezu 100% zu rechnen [Duncan, 1968]. Daneben täuschen polypenähnliche Hyperplasien von lymphatischem Gewebe im terminalen Ileum oft echte Polypen vor, die unnötigerweise reseziert werden.

Die ebenfalls zu dieser Erkrankung gehörenden Osteome bilden sich bereits in der Kindheit aus, zeigen aber keine maligne Entartung. Jeder Knochen kann befallen sein, bevorzugt ist jedoch der Kieferwinkel [Jones, 1966].

Bei den typischen Hauttumoren handelt es sich neben Fibromen, Neurofibromen und Lipomen meist um multiple Dermoidcysten. Zusätzlich besteht eine allgemeine Neigung zu entweder spontan oder reaktiv nach Trauma und Operationen auftretenden mesenchymalen Gewebswucherungen [Gumpel, 1956].

Im weiteren sind Myome im Dünndarm, Skoliose der Wirbelsäule, Trommelschlegelfinger, Zahnentwicklungsstörungen und verfrühte Caries sowie fleckige Verteilung des Hautpigmentes auf dem Rücken und Hämatome beobachtet worden [Bleuler, 1973].

Therapeutisch wird die prophylaktische Dickdarmresektion wie bei der familiären Polyposis empfohlen.

Prophylaktisch-diagnostisch sollten alle Patienten mit multiplen Weichteiltumoren zum Ausschluß einer Dickdarmpolyposis coloskopiert werden.

5. Villöses Papillom

(Abb. 7)

Klar vom adenomatösen Polypen abzugrenzen ist das villöse Papillom. Es hebt sich dunkel von der normalen Schleimhaut ab, ist weich, z. T. fleischig, unscharf begrenzt und manchmal gar zirkulär wachsend. Klinisch auffällig ist eine massive, evtl. profuse Schleimabsonderung, oft mit Diarrhoe, Anämie, reduziertem Allgemein- und Ernährungszustand sowie Elektrolytstörung kombiniert [Findlay, 1961; Shnitka, 1961]. Pathophysiologisch liegt eine vermehrte Ausscheidung von Natrium und Wasser durch die Darmwand bei unveränderter Rückresorption vor [Duthie, 1963].

Villöse Papillome sind Präcancerosen, wobei die carcinomatöse Umwandlung meist erst nach Jahren erfolgt [Wheat, 1958; Castleman, 1963]. Angaben über die Häufigkeit von carcinomatösen Herden variieren je nach Untersucher und Anzahl untersuchter Schnitte zwischen 6,2% und 72% [Fisher, 1953; Ferguson, 1957]. Be-

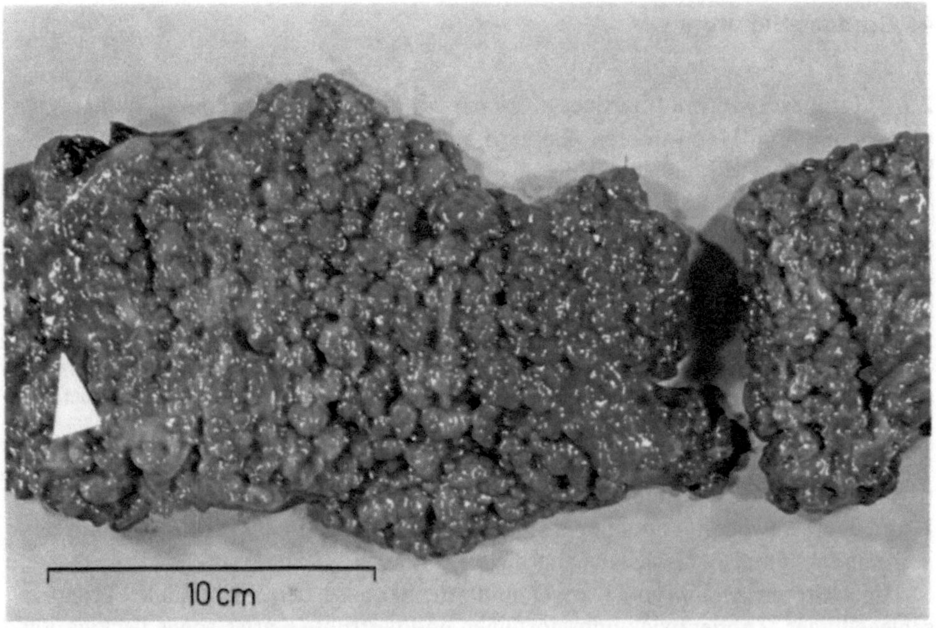

Abb. 7. *Villöses Papillom* des Dickdarms mit carcinomatöser Entartung (Carcinom mit weißer Marke bezeichnet)

merkenswert ist, daß gleichzeitig mit einem villösen Carcinom in 6,6—21% der Fälle ein weiterer Dickdarmkrebs nachzuweisen ist [Enterline, 1962; Southwood, 1962], was auf die veränderte Carcinomdisposition des ganzen Colons hinweist. Bei der Operation finden sich in rund einem Viertel der Fälle Lymphknotenmetastasen, und ca. ein Drittel der Resezierten sterben an einem Rezidivcarcinom [Enterline, 1962; Southwood, 1962; Deucher, 1969 u. 1973].

Das wichtigste Kriterium für die klinische Beurteilung der Malignität von villösen Papillomen ist der Tastbefund; wird an einer einzigen Stelle eine Induration verspürt, so ist die Wahrscheinlichkeit der malignen Entartung sehr groß [Goligher, 1967; Deucher, 1973].

Liegt das Papillom außerhalb des Palpationsbereiches des Fingers, muß es als möglicherweise bösartig betrachtet und mittels Radikaloperation (Segmentresektion, Anterior-Resektion, transrektale Resektion, selten abdomino-transanale oder abdomino-perineale Resektion, evtl. als Durchzugsoperation) behandelt werden; dabei genügt im Gegensatz zum Coloncarcinom ein Sicherheitsabstand von ca. 2 cm zum Tumor.

Falls das villöse Papillom tiefsitzend, palpabel und gutartig ist, kann es mittels elektrischem Messer im Gesunden abgetragen werden; danach wird der Schleimhautdefekt wieder vernäht [Mason, 1974]. Eventuell sind weitere mehrzeitige Nachkoagulationen notwendig [Madden, 1971]. Jedes Rezidiv ist carcinomverdächtig und soll radikal reseziert werden [Deucher, 1973].

Das Vorgehen nach Mason eignet sich besonders bei tiefsitzenden Rezidiven [Mason, 1974].

6. Neurofibrom des Colons

Die Neurofibromatosis von Recklinghausen ist eine vererbte Systemerkrankung; dabei werden 30% der neurogenen Tumoren im Gastrointestinaltrakt gefunden, vorwiegend im Magen und Dünndarm und nur ausnahmsweise im Colon. Die Anamnese ist im allgemeinen stumm; hin und wieder werden kolikartige Beschwerden beschrieben. Als Komplikationen können Ulcerationen, Tumorzerfall und maligne Entartung auftreten. Bei Befall des Colons wird therapeutisch eine umschriebene Resektion mit direkter End-zu-End-Anastomosierung empfohlen [Morger, 1973].

7. Endometriose des Dickdarms

Die seltene Dickdarmendometriose betrifft in der Regel das Rectosigmoid und macht erst dann Beschwerden, wenn sich sekundär Stenoseerscheinungen eingestellt haben. Sind anamnestisch sekundäre Dysmenorrhoe, Sterilität und periodeabhängige Schmerzen eruierbar, so sollte bei unklaren abdominellen Krankheitsbildern differentialdiagnostisch eine Endometriose in Erwägung gezogen werden, sofern es sich um Frauen vor der Menopause handelt. Eine präoperative Verifizierung ist kaum möglich, da die Endometrioseherde die Colonschleimhaut im Großen und Ganzen unverändert lassen. Neben Stenosebeschwerden werden gelegentlich Perforationen oder vicariierende Blutungen gesehen. Liegt eine hochgradige Dickdarmstenose vor, ist eine Resektion des betroffenen Segmentes empfehlenswert [Glatthaar, 1972; Krampf, 1973].

8. Juvenile Polypen

Juvenile Polypen — auch Schleim- oder Retentionspolypen genannt — werden bei asymptomatischen Kindern in 0,8—1,1% der Fälle gefunden (in 70% einzeln und in 30% multipel), wobei 60% der Patienten weniger als 10 Jahre alt sind [Knox, 1960; Franklin, 1972]. Nur vereinzelt sind juvenile Polypen ebenfalls beim Erwachsenen beobachtet worden [Roth, 1963].

In neuerer Zeit ist auch eine familiäre Form als *juvenile Polyposis coli* beschrieben worden [Gathright, 1974].

Pathologisch-anatomisch handelt es sich um Hamartome, die vor allem im Rectosigmoid lokalisiert sind und eine glatte, glänzend rote Oberfläche aufweisen.

Klinisch können sich die juvenilen Polypen mit Prolaps, Darminvagination, Stieldrehung (Blutung) und Entzündung (Blutung) bemerkbar machen. Eine maligne Degeneration ist nicht nachgewiesen, jedoch ist in 10—25% der Fälle mit Rezidiven zu rechnen [Knox, 1960; Franklin, 1972]. Therapeutisch kommt eine transanale Entfernung in Frage, falls die juvenilen Polypen Symptome machen und erreichbar sind. Eine offene Abtragung, eventuell mittels Segmentresektion ist dann indiziert, wenn eine endoskopische Beurteilung nicht möglich ist oder der Verdacht auf Malignität geschöpft wird [Franklin, 1972].

9. Peutz-Jeghers-Syndrom

Beim Peutz-Jeghers-Syndrom handelt es sich um eine Polyposis generalisata mit Haut- und Schleimhautpigmentierung. Es ist in erster Linie der Dünndarm (Jejunum), selten der Magen oder das Colon betroffen. Meist ist eine Vielzahl von Polypen mit einem Durchmesser von 1 mm bis 5 cm nachweisbar; diese sehen makroskopisch wie Adenome aus. Histologisch finden sich jedoch Hamartome. Eine sichere maligne Umwandlung ist nicht bekannt. Klinisch kommt es zu Darminvaginationen und Blutungen, dagegen weniger zu einem Rectumprolaps. Therapeutisch ist nur eine Behandlung der lokalen Komplikation erforderlich, die in einer Colonsegmentresektion bestehen kann [Gusinde, 1974].

10. Cronkhite-Canada-Syndrom

Cronkhite hat 1955 ein nicht familiäres Syndrom mit diffuser gastrointestinaler Polyposis sowie Hautpigmentierung und Alopecie beschrieben, dessen Leitsymptom gewöhnlich eine Enteropathie mit Eiweiß-, Kalium- und Calciumverlusten infolge profuser Durchfälle darstellt. In der Literatur sind keine malignen Entartungen erwähnt worden. Brüchige Nägel, Haarverlust und bräunliche Pigmentflecken an der Haut sind Folge eines Vitamin-B-Mangels. Therapeutisch dominiert eine parenterale Substitutionstherapie des enteralen Verlustes. Bei besonders dichtem polypösem Befall von einzelnen Darmabschnitten drängt sich eine Resektionsbehandlung auf [Witzel, 1971; Demling, 1972].

11. Hyperplastische (metaplastische) Schleimhautpolypen

1962 berichtete Morson über hyperplastisch-metaplastische Schleimhautpolypen, die keine Beziehungen zum Adenom oder Carcinom haben sollen. Sie treten oft multipel auf, haben einen Durchmesser von 1–2 mm (höchstens 5 mm) und sind insbesondere im Rectum, weniger im Colon lokalisiert, jedoch in jedem Alter anzutreffen. Sie verursachen keine Beschwerden und benötigen, da sie auch nicht maligne entarten, keine Therapie [McColl, 1970].

12. Pneumatosis coli

Die *Pneumatosis cystoides intestinalis* zählt zu den seltenen Krankheitsbildern; dabei ist die Darmwand von zahllosen gashaltigen, röntgenologisch nachweisbaren Cysten durchsetzt. Betroffen sind größtenteils Magen und Dünndarm und nur in 10% der Fälle das Colon (= *Pneumatosis coli* [Koss, 1952]). Die Ursache ist unbekannt.

An Komplikationen in Hinsicht auf das Colon sind geplatzte Cysten mit Perforation und freier intraabdomineller Luft, Invagination und Stenose des Darmlumens durch Cystenmassen sowie Sigmavolvulus beschrieben [Goligher, 1967; Dehertog, 1971]. Diese Komplikationen sind es, welche die Indikation zur Colonresektion ergeben.

Die *Colitis cystica profunda circumscripta* stellt wahrscheinlich eine lokalisierte Sonderform der generalisierten Pneumatosis cystoides intestinalis dar [Demling, 1972]. In der Weltliteratur wurde bis heute erst über 52 Fälle dieser seltenen Krankheit berichtet. Sie zeichnet sich durch schleimgefüllte Cysten in Muscularis mucosa-Nähe aus, die in Folge von Entzündungen und Ulcerationen des betroffenen Colonabschnittes auftreten. Sie ist speziell zur Differentialdiagnose gegen das schleimbildende Adenocarcinom wichtig. Symptomatisch stehen in zwei Drittel der bekannten Fälle Blutabgang mit dem Stuhl und in einem Drittel vermehrte schleimige Darmentleerungen im Vordergrund [Green, 1974]. Bei Befall des ganzen Colons wird die totale Colektomie empfohlen, ansonsten genügt eine lokalisierte Resektion [Burt, 1970; Clémençon, 1973; Green, 1974].

13. Diverticulose und ihre Komplikationen

(Abb. 8)

Colondivertikel sind sackförmige Ausstülpungen des Dickdarms. Meist werden erworbene falsche Divertikel (Pulsionsdivertikel) gesehen, wobei nur die Schleimhaut durch die übrigen Wandschichten hindurch prolabiert; ist der Schleimhautprolaps unvollständig, handelt es sich um inkomplette intramurale Divertikel. Echte solitäre angeborene Divertikel, die eine eindrückliche Größe erreichen und dann als Riesendivertikel („giant diverticulum" [Sutorius, 1974]) beschrieben werden, sind selten und werden besonders in der Ileocöcalgegend im Colon ascendens beobachtet [Hornbostel, 1973]. Als Rarität seien noch die Traktionsdivertikel des Colons in Nähe tuberkulöser Lymphknoten erwähnt.

Dickdarmdivertikel werden in westlichen Zivilisationsländern bei 3–10% der Gesamtbevölkerung, nach dem 5. Lebensjahrzehnt bei 10–20% und bei über 80jährigen Patienten bei 60–70% röntgenologisch festgestellt. 90% aller Colondivertikel werden im Sigma, vor allem im Bereiche der Durchtrittsstelle der die Darmwand versorgenden Blutgefäße vorgefunden; bei 40% der Fälle ist ausschließlich das Sigma betroffen [Heberer, 1973]. 1,3% aller Klinikeinweisungen sind auf Colondivertikel und ihre Komplikationen zurückzuführen [Eusebio, 1973].

Ätiologisch werden bei den erworbenen Dickdarmdivertikeln eine Störung der Darmmotilität mit unkoordinierter gesteigerter Aktivität der Colonmuskulatur [Manousos, 1967], eine relative Stenosierung mit Erhöhung des intraluminalen Druckes im Darm [Painter, 1964], evtl. begünstigt durch schlackenarme Kost, sowie angeborene strukturelle Besonderheiten, altersbedingte degenerative Darmwandveränderungen, sitzende Arbeitsweise, Adipositas, Nicotinabusus, etc. diskutiert [Reifferscheid, 1967; Jacobs, 1971; Painter, 1971; Baer, 1975].

Colondivertikel als solche rufen keine Beschwerden hervor, es seien denn die Symptome des Colon irritabile als Ausdruck der diesen Krankheiten gemeinsamen funktionellen Störung des vegetativen Nervensystems.

Zum Nachweis der reizlosen Divertikel wird als einfacher Screening-Test eine perorale Breigabe, gefolgt von einer Röntgenübersichtsaufnahme des Abdomens nach 24 Std vorgeschlagen [Jenkins, 1965].

' Die symptomlose Diverticulose bedarf keiner operativen Behandlung, jedoch sind diätetische Maßnahmen und die Verordnung von Gleit- und Quellmitteln eventuell wirksam, um die Bildung weiterer Divertikel zurückzuhalten, bzw. entzündliche Veränderungen zu vermeiden.

Von eminenter chirurgischer Bedeutung sind hingegen die Komplikationen der Diverticulose (s. Tabelle 11).

Tabelle 11. Komplikationen der Diverticulose

1. Diverticulitis
   a) unkompliziert: akute oder chronisch-rezidivierende Entzündung
   b) mit Komplikationen: Perforation, Fistelbildung, Absceß, Stenose („Diverticulitistumor")
2. Kombination mit Carcinom
3. Blutung

Kommt es in einem oder mehreren Colondivertikeln zu einer Entzündung, so liegt das klinische Bild der Diverticulitis vor, das sich durch Schmerzen, eventuell kombiniert mit Diarrhoe oder Obstipation, und durch Symptome der Infektion (Fieber, Müdigkeit, Erbrechen, Krankheitsgefühl, Schüttelfrost etc.) zeigt. Diese Beschwerden treten schleichend, akut oder chronisch-rezidivierend auf und verlaufen sehr milde bis stürmisch; so werden andere intraabdominelle Krankheiten imitiert, was Anlaß zu einer Vielzahl von Fehldiagnosen gibt [Nadjafi, 1968; Eusebio, 1973; Chughtal, 1974].

Nicht unumstritten bleibt das Procedere bei Diverticulitis ohne Perforation oder Blutung, besonders wenn das Krankheitsbild symptomarm bleibt. Von internistischer Seite werden solche Fälle oft über Jahre konservativ behandelt (ballastreiche, nicht blähende Kost, Quellmittel, etc.) [Koch, 1971; Berman, 1972]. Eine restriktive Diät allein ist nicht in der Lage, eine Diverticulosekomplikation zu vermeiden. Mehr als 50% aller Patienten mit Colondiverticulitis werden unter konservativer Therapie nicht beschwerdefrei. Im Gegensatz dazu sind 85% aller Patienten, die wegen Diverticulose und ihrer Komplikationen operiert wurden, postoperativ völlig symptomlos [Eusebio, 1973]. Bei der Resektionsbehandlung mit primärer Anastomose als Methode der Wahl ist das Operationsrisiko im Intervall minimal [Nadjafi, 1969; Hebe-

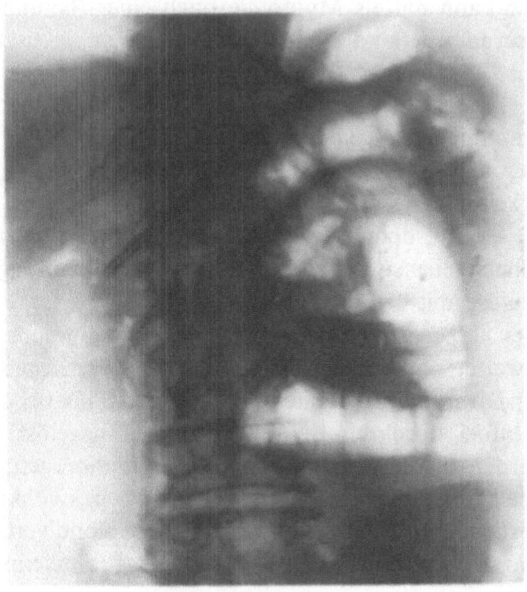

Abb. 8. Dünndarmileus bei *perforiertem Solitärdivertikel des Cöcums* (76jähriger Mann)

rer, 1973; Pross, 1973]. Jeder dritte Patient mit einer konservativ behandelten Diverticulitis aber wird früher oder später an einer Diverticulitiskomplikation erkranken, die einen oder mehrere Notfalleingriffe erfordert, deren Letalität dann insgesamt bis zu 50% beträgt [Pross, 1973].

Trotzdem wird die Indikation zur operativen Therapie der Diverticulitis heute noch vorwiegend erst bei lebensbedrohlichen Komplikationen gestellt [von Brehm, 1974].

In der Literaturübersicht der letzten fünf Jahre [Botsford, 1969; Nadjafi, 1969; Floyd, 1971; Havia, 1971, Heberer, 1973; Pross, 1973] mit insgesamt 1246 Fällen von Diverticulitis findet sich die Blutung in 6—20%, die Perforation in 3—32%, die Stenose in 2,5—26% und die Fistelbildung in 0—11% als Operationsindikation. Entsprechend hoch ist dann die Operationsletalität von 12—27% bei Blutung, 21—45% bei Perforation, 15—25% bei Stenose und 10—18% bei Fistel, während die Operationsletalität der elektiven Diverticulitis-Chirurgie mit 0—7,8% angegeben wird.

Wir glauben deshalb, daß einem Patienten bei persistierender oder rezidivierender Diverticulitissymptomatik ohne operative Kontraindikation aus anderen Gründen eine Resektionsbehandlung angeraten werden sollte, bevor weitere Komplikationen die Prognose belasten.

Die von Reilly (1964) angegebene Myotomie zur Behandlung der Dickdarmdiverticulose ist zur Therapie der septischen Diverticulitiskomplikationen nicht geeignet. Ihr Vorteil — aber auch ihre Schwierigkeit — liegt vor allem in der Vermeidung der Darmeröffnung [Ranson, 1972]. Die Dickdarmmuskulatur wird antimesenterial, genau zwischen zwei Tänien auf der ganzen Länge des pathologischen Prozesses bis auf die Schleimhaut längs gespalten. Dadurch soll die Krankheitsursache direkt angegangen werden. Motilitätsuntersuchungen haben gezeigt, daß die Grundaktivität der Darmmuskulatur bei Gesunden, bei Diverticulitis und nach Myotomie konstant bleibt, hingegen die motorische Reaktion auf jede Form von Muskelreizen nach Myotomie signifikant herabgesetzt wird im Gegensatz zur Resektionsbehandlung, die den Druckablauf im Darmlumen unbeeinflußt läßt [Smith, 1971]. Bei Diverticulose kann mittels Myotomie nach einer Sammelstatistik über 130 Fälle mit einer Operationsletalität von 2% in 91% ein subjektiv befriedigendes Resultat erzielt werden [Akovbiantz, 1972].

Eine weitere Komplikation der Diverticulose und ihrer Folgen bildet die Coincidenz mit dem Coloncarcinom, die in 0,8—8,4% der Fälle gefunden wird [Speer u. Bacon, 1962]. Dies führt zu nicht unerheblichen differentialdiagnostischen Schwierigkeiten (s. Tabelle 12).

So gibt denn das Unvermögen, ein Dickdarmcarcinom sicher ausschließen zu können, ebenso Anlaß zur Resektionsbehandlung wie die Kombination einer Diverticulose mit einem Colonkrebs.

Die *Divertikelblutung* wird meist zu Unrecht als Komplikation der Diverticulitis gewertet, obwohl Heald und Ray (1971) gezeigt haben, daß diese eine Manifestation der Diverticulose darstellt, in 64% der Fälle bei arterieller Hypertension auftritt und eventuell durch ein Schleimhautulcus ausgelöst wird. 8% aller Divertikelblutungen werden zudem unter oraler Anticoagulation gefunden [Parsa, 1974]. Die Diverticulose kann ursächlich mit großer Wahrscheinlichkeit als Blutungsquelle angeschuldigt werden, sofern röntgenologisch eine Colondiverticulose bestätigt, keine andere Blutungsursache durch (Doppel-) Kontrastmitteleinlauf und Coloskopie nachzuweisen,

Tabelle 12. Differentialdiagnose Diverticulitis — Carcinom des Colons (je 50 Fälle nach Colcock, 1954)

	Diverticulitis	Carcinom
Durchschnittsalter	53,5 Jahre	61,5 Jahre
Geschlecht	62% Männer	46% Männer
Bauchschmerzen	74%	26%
Koliken	80%	38%
Blutabgang	22%	64%
Dauer der Symptome bis zur Spitaleinweisung	40,2 Monate	8,5 Monate
Übelkeit, Erbrechen, Schüttelfröste	häufig	selten

Oesophagus, Magen und Dünndarm blutungsfrei, die Gerinnungsverhältnisse normal und trotzdem ein massiver Abgang von frischem Blut per vias naturales vorhanden sind [Olsen, 1968].

Das Auffinden der Blutungsquelle bei Divertikelblutung bleibt aber problematisch. Selbst die präoperative selektive intestinale Angiographie ist nur in Ausnahmesituationen bei andauernder schwerer Blutung hilfreich; in einem einzigen Fall ist uns damit der Nachweis des blutenden Divertikels gelungen.

Auch peroperativ ist der Blutungsort kaum zu lokalisieren. Colotomie und peroperative Coloskopie sind ineffektiv [Olsen, 1968], ebenso wie das von Zollinger (1969) angegebene peroperative probeweise Abklemmen der versorgenden Colonarterien unter inspektorischer Kontrolle und die von Alfidi (1971) vorgeschlagene peroperative Angiographie. Das Anlegen einer Colotomie beeinflußt die Blutung selbst nicht [von Brehm, 1974]. Eine blinde Segmentresektion oder Hemicolektomie schützt nicht vor Rezidivblutung, mit der in 20—50% der Fälle zu rechnen ist und die von jedem zurückgelassenen Divertikel ausgehen kann [Aeberhard, 1969; McGuire, 1972; Drapanas, 1973].

Da in der Regel die Blutung nicht lebensbedrohlich verläuft und bei 70% der Patienten spontan zum Stillstand kommt, sollte vorerst eine konservative abwartende Therapie eingeleitet werden. Zudem ist die Resektion im Stadium der Blutung mit einer relativ hohen Komplikationsrate behaftet [Rigg, 1966; Reifferscheid, 1967; von Brehm, 1974]. Es empfiehlt sich also, die Operationsindikation nur bei rezidivierenden und nicht beherrschbaren Divertikelblutungen zu stellen und dann den ganzen divertikeltragenden Colonabschnitt zu resezieren, also eventuell eine totale Colektomie mit Ileorectostomie als sicher kurativen Eingriff durchzuführen. Nur so lassen sich Rezidivblutungen gewiß vermeiden [Olsen, 1968; Klein, 1969; Mappes, 1970; Havia, 1971; Heald, 1971; Drapanas, 1973].

14. Colitis ulcerosa

(Abb. 9)

Die Colitis ulcerosa ist eine Erkrankung der Dickdarmschleimhaut unbekannter Ätiologie, bei der der Enddarm praktisch immer, der Dünndarm nur ausnahmsweise beteiligt ist. In der Mehrzahl der Fälle kann die Colitis ulcerosa klinisch, endosko-pisch, radiologisch und histologisch vom M. Crohn (= Ileitis terminalis, Ileocolitis) und seiner Sonderform, der Colitis granulomatosa, differenziert werden [Fischer, 1973].

Ätiologisch werden sowohl für die Colitis ulcerosa als auch für die Ileitis termi-nalis bakterielle, virale und psychosomatische Faktoren, Fremdallergene (Kuh-milch), mucolytische Enzyme sowie immunologische Reaktionen auf normale menschliche Darmbakterien diskutiert. Auch Beziehungen zu Autoimmunkrankhei-ten, Rheumatismus und Kollagenosen sind vermutet worden (ausführliche Abhand-lung bei [Fahrländer, 1974]).

Die Colitis ulcerosa verläuft in leichten, mittelschweren oder schweren Schüben, unterbrochen von stationären Phasen oder von Remissionen. Selten ist sie anhaltend progredient. Sie macht sich mit zahlreichen schleimigen und blutigen Entleerungen, Fieber, Krankheitsgefühl, Bauchschmerzen und später mit Ernährungsstörungen wie Anämie, Hypoproteinämie und Vitaminmangelschäden bemerkbar. Nach der Loka-lisation kann eine Proctitis, eine linksseitige Proctocolitis und eine totale Colitis unterschieden werden. Mit zunehmender Ausdehnung der Erkrankung wird die Symptomatik akuter und schwerwiegender. Pathologisch-anatomisch zeigen sich entzündliche ulcerohämorrhagische Vorgänge mit sekundärer Fibrosierung, gefolgt von Pseudopolypenbildung, Wandabscessen, Schleimhautnekrosen und Perforatio-nen. Diagnostisch entscheidend ist der histologische Befund.

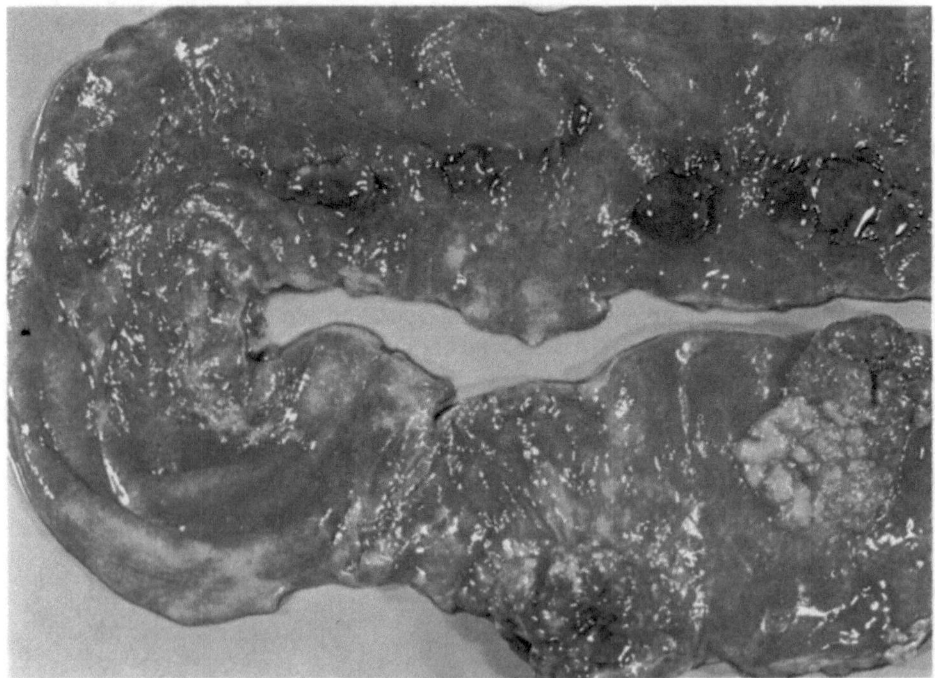

Abb. 9. Dickdarm bei *Colitis ulcerosa* mit polypösen Veränderungen (im Bild oben) und zwei blumen-kohlartigen, z. T. exulcerierten *Carcinomen* (unten rechts im Bild)

Zusammen mit den Colitisschüben werden in rund 10% der Fälle Begleitkrankheiten wie Augenleiden, aphthöse Stomatitis, Thrombophlebitis, Leberveränderungen (pericholangiolitische Hepatitis), Hautveränderungen (Erythema nodosum und Pyoderma gangraenosum) und Arthritiden nachgewiesen [Fahrländer, 1974].

Solange die Colitis ulcerosa nicht zu Komplikationen Anlaß gegeben hat, sollte eine konsequente internistisch-gastroenterologische Behandlung mit regelmäßiger Überwachung durchgeführt werden. Man unterscheidet dabei eine Schub- und Intervalltherapie, wobei die Patienten im Schub Corticoide oral und lokal (Suppositorien, Klysma) erhalten, während im Intervall Salicylazosulfapyridin im Vordergrund steht. Unter dieser Maßnahme haben sich Symptomatik, Verlauf und Mortalität wesentlich verbessert. In neuerer Zeit wird auch über Behandlungserfolge mittels Hyperalimentation berichtet [Fischer, 1973].

Die Prognose der Colitis ulcerosa-Erkrankung ist bei reiner Proctitis relativ günstig, jedoch ungünstig bei: 1. toxischen Allgemeinsymptomen, 2. Beteiligung des ganzen Colons, 3. Beginn im Kindesalter, 4. mehr als 60 Jahre alten Patienten und 5. Kombination mit Dickdarmkrebs [Goligher, 1968; Nugent, 1970].

Diagnostisch stellt das Coloncarcinom bei der Colitis besondere Probleme, da die Symptome des Krebses ähnlich denjenigen der Grundkrankheit sind. Nur zu oft wird der Abgang von Blut der bekannten Colitis ulcerosa angelastet und das zwischenzeitlich aufgetretene Carcinom verkannt. Die Carcinomgefährdung bei der Colitis ulcerosa nimmt mit der Dauer und Schwere bzw. Ausdehnung der Erkrankung zu; nach zehnjährigem Verlauf hat sich bei 5% der Kranken und nach 25 Jahren bei 40% ein Coloncarcinom entwickelt [Pichlmayr, 1974].

Während die unkomplizierte, medikamentös beherrschbare Colitis ulcerosa eine Domäne der internistischen Behandlung darstellt, verlangen lokale oder allgemeine Komplikationen eine eventuell notfallmäßige chirurgische Therapie; folgende Zustände ergeben dabei die Operationsindikation:

a) Progrediente, medikamentös nicht mehr beherrschbare Colitis mit schwerwiegender Allgemeinreaktion

(Durchfälle, Schmerz, Fieber, Blutverlust, Dehydratation, Gewichtsabnahme), vor allem beim über 60jährigen Patienten, bei Häufung von Rezidiven oder Befall des ganzen Colons [Stelzner, 1973; Husemann, 1974].

Hier empfiehlt sich eine Resektion des gesamten erkrankten Dickdarms. Eine Reanastomosierung mittels Ileorectostomie kann nur dann in Erwägung gezogen werden, falls das Rectum bioptisch nicht schwerwiegend verändert ist. Im Zweifelsfall ist es besser, den Eingriff nach totaler Colektomie mit einer Ileostomie abzuschließen, schon um das Krebsrisiko möglichst klein zu halten. Um die psychologischen Auswirkungen dieses zerstümmelnden Eingriffes bei den doch mehrheitlich jugendlichen Patienten möglichst gering zu halten, ist dabei die Anlage einer kontinenten Ileostomie nach Kock [Kock, 1973 u. 1974] in Betracht zu ziehen. Während Reifferscheid noch 1967 bei der Colitis ulcerosa das Schwergewicht auf die Entfernung des Krankheitsherdes unter Kontinenzerhaltung gelegt hatte, gibt Stelzner (1973) an, daß der Versuch einer kontinenzerhaltenden Operation auch bei scheinbar gesundem Rectum nur in ca. 10% zu überlegen sei, da auf die Dauer das Kontinenzorgan doch kaum zu erhalten ist; deshalb wird die Proktocolektomie bei nicht beherrschbarem Verlauf und bei Komplikationen zunehmend zur Methode der Wahl.

b) Massive Blutung

Selten wird die Blutung bei Colitis ulcerosa derart massiv, daß ein ausreichender Volumenersatz nicht mehr gewährleistet ist. In diesen Fällen läßt sich die Blutung durch Anlegen einer Ileostomie mit Ausschaltung des Dickdarms unter Kontrolle bringen. Da früher oder später eine Colektomie fast immer doch nicht zu umgehen ist, wird oft gleichzeitig die Colektomie durchgeführt [Stelzner, 1973].

c) Toxisches Megacolon

Unter toxischem Megacolon wird eine akute Dickdarmdilatation mit ·Fieber und toxischer Allgemeinsymtomatik verstanden. Die Diagnose läßt sich oft schon auf Grund des Abdomenleerbild stellen; sie wird durch rectosigmoidoskopische Untersuchung bestätigt. Bariumkontrastmitteleinläufe und Coloskopie sind im akuten Stadium kontraindiziert [Fuchs, 1971; Demling, 1974]. Läßt sich der Zustand mittels Volumen-, Elektrolyt-, Blut- und Albuminersatz, durch Absaugen des Darminhaltes, Antibiotica, Analgetica und Sedativa nicht sofort günstig beeinflussen, ist wegen drohender Perforation eine chirurgische Therapie absolut angezeigt. Meist wird eine totale Colektomie mit Ileostomie bei diesen kritisch Kranken vorgenommen, ein Procedere, das infolge peroperativer bakterieller Verschmutzung der Bauchhöhle mit nachfolgender diffuser Peritonitis mit einer Operationsletalität von 14—30% belastet ist [Goligher, 1968]. Turnbull (1971) hat deshalb vorgeschlagen, vorerst den Dickdarm durch Colotomien zu entlasten, eine Ileostomie als proximale Kotableitung anzulegen und die Colektomie erst nach Besserung des Allgemeinzustandes anzuschließen. Da Patienten mit toxischem Megacolon bei Colitis ulcerosa praktisch immer einer operativen Therapie mit Ileostomie und einer ein- oder zweizeitigen totalen Colektomie bedürfen, ist eine alleinige konservative Behandlung selten gerechtfertigt, um so mehr als die meisten Patienten bei der Revision bereits eine oder multiple, vorher nicht erkannte Dickdarmperforationen aufweisen, die sich infolge Sepsis kritisch auf das Allgemeinbefinden auswirken, und deren Behandlung nur operativ sein kann. Nach kurzer Intensivtherapie ist darum bei der toxischen Dilatation auf eine chirurgische Sanierung, entweder durch Ileostomie mit Colektomie oder nach der Methode von Turnbull zu drängen, bevor der Patient einen moribunden Zustand erreicht hat [Jalan, 1969; Norland, 1969; Turnbull, 1971; Scott, 1974].

d) Perforation

Auch eine Perforation stellt eine klare Indikation zur chirurgischen Therapie dar, nur ist sie infolge Steroidmedikation eventuell nicht leicht zu diagnostizieren. Bei jeder plötzlichen Verschlechterung des Zustandes mit Meteorismus muß bei der

Colitis ulcerosa an eine maskierte Perforation gedacht werden, auch wenn die sonst üblichen Entzündungszeichen fehlen (Schmerz, Peritonitis, Leukocytose, etc.).

e) Stricturen

Stricturen treten bei der Colitis ulcerosa diffus auf, indem das Colon in der ganzen Länge und im Durchmesser verkürzt, starrwandig, wie eingefroren, wird. Zeigen sich klinische Symptome der schweren Passagebehinderung mit prästenotischer Aufweitung, ist eine chirurgische Excisionsbehandlung nötig, oft jedoch auch, um ein Carcinom mit Sicherheit ausschließen zu können.

f) Anale Komplikationen

Diese umfassen Analfissur, Fistel sowie deren lokale Komplikationen (Abscesse) und sind relativ häufig. Hier genügt in der Regel eine lokale Therapie (Cortison-Salbe/-Suppositorien/-Einläufe, Kamillensitzbäder, evtl. Abszeß-Incision und -Drainage), ohne daß eine Colonresektion sofort notwendig wäre. Eine Recto-(Vesico-)Vaginalfistel aber heilt erst nach radikaler Excisionsbehandlung aus.

g) Coloncarcinom

Das Risiko, bei Colitis ulcerosa an einem Coloncarcinom zu erkranken, ist um so größer, je aktiver die Entzündung fortschreitet, je jünger der Patient ist, je länger die Krankheit dauert und je ausgedehnter die entzündlichen Dickdarmschleimhautveränderungen sind [Farmer, 1971]. Überleben die Patienten mit Colitis ulcerosa und Carcinom die Resektionsbehandlung, so ist in einem Drittel der Fälle mit einem zweiten primären Coloncarcinom zu rechnen, falls noch Dickdarmabschnitte zurückgelassen wurden [Hulten, 1971]. Bei Colitis ulcerosa mit Carcinom empfiehlt sich deshalb die totale Proktocolektomie mit Ileostomie.

Die Aufgabe der Chirurgie bei der Colitis ulcerosa besteht also darin, lebensbedrohliche Komplikationen wie Perforation, Sepsis, toxisches Megacolon und massive Blutung zu behandeln oder bei Unwirksamkeit der medikamentösen Therapie durch Resektionsbehandlung zu verhüten und gegen das Coloncarcinom prophylaktisch zu wirken [DeDombal, 1971].

15. Colitis granulomatosa (M. Crohn des Dickdarms)

(Abb. 10a—c)

Die Colitis granulomatosa als Sonderform der Crohnschen Erkrankung macht sich meist durch unbestimmte abdominelle Beschwerden oder Krämpfe sowie durch schleimige, selten blutige Durchfälle bemerkbar. Eventuell verläuft die Krankheit

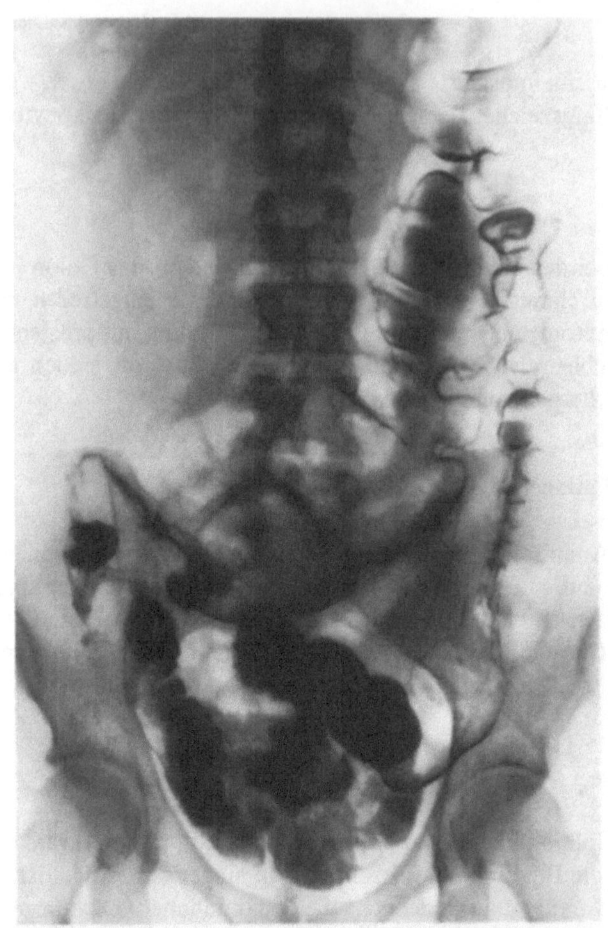

a

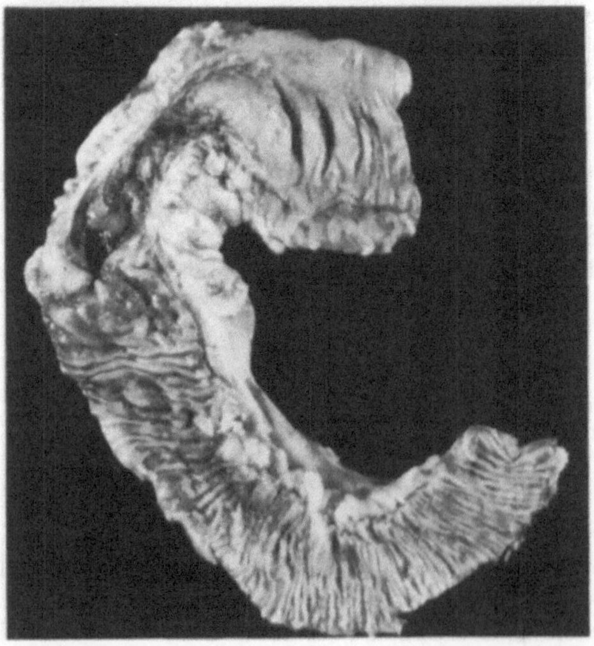

b

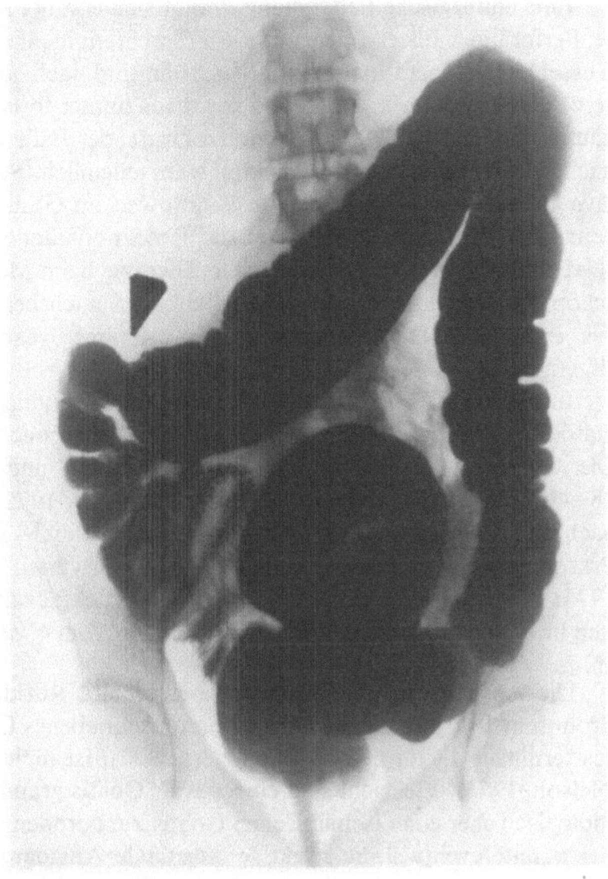

c

Abb. 10 a—c. Colitis granulomatosa bei einer 30jährigen Patientin
a. Holzknecht-Kontrastmitteldarstellung bei M. Crohn des rechten Colons mit auffällig geschrumpftem
Colon ascendens; klinisch manifestierte sich die Erkrankung durch rezidivierende Dickdarmblutungen
b. Das eröffnete Resektionspräparat nach rechtsseitiger Hemicolektomie zeigt in der Bildmitte die
Valvula Bauhini, darüber das bis zur rechten Flexur geschrumpfte Colon ascendens mit verdickter
Wandung; auch das terminale Ileum läßt eine granulomatöse herdförmige Veränderung 6 cm vor der
Einmündung in den Dickdarm erkennen; die Lymphknoten im Ileocöcalwinkel sind vergößert
c. Die Röntgenkontrolle 10 Tage postoperativ demonstriert eine nun ungehinderte Kontrastmittelpassage
bei intakter Anastomoe (mit Keil markiert)

auch symptomlos bis Komplikationen, wie z. B. torpide Fisteln zur Diagnose führen.
Die klinische Symptomatik der Colitis granulomatosa ist reichhaltiger und die bioptische Klärung schwieriger als bei der Colitis ulcerosa. Entsprechend oft kommen denn auch initiale Fehldiagnosen vor.

Therapeutisch werden ACTH, Corticoide und Salicylazosulfapyridin empfohlen, die jedoch nicht immer imstande sind, ein Rezidiv zu verhüten. Neuestens werden zunehmend auch Antimetaboliten in die Therapie einbezogen [Fahrländer, 1974].

Eine chirurgische Behandlung drängt sich erst bei Komplikationen (Ileus, Stenose, Perforation, Fistel) oder, wenn ein Carcinom nicht sicher auszuschließen ist, auf. Ausschaltungsoperationen beim M. Crohn sind nach heutiger Erkenntnis nicht mehr gerechtfertigt, da diese Krankheit praktisch immer fortschreitet und Komplikationen häufig sind [Burman, 1971]. In einem Drittel der Fälle von Colitis granulomatosa ist nach primärer Excision ein Rückfall wahrscheinlich [Sell, 1973]. Die Zahl der Rezidive kann durch ausgedehnte Resektion weit im Gesunden nicht herabgesetzt werden; sie nimmt jedoch zu, wenn die Resektionsränder nicht entzündungsfrei sind [DeDombal, 1971]. Die chirurgische Therapie beim M. Crohn sollte sich nach Ausschöpfung aller konservativen Möglichkeiten auch beim Rezidiv auf die Resektion des erkrankten Darmabschnittes mit primärer Reanastomosierung beschränken [Kremer, 1973].

In neuerer Zeit wird zur Vermeidung von Dünndarmrezidiven bei der granulomatösen Colitis die totale Colektomie mit Ileostomie empfohlen [Korelitz, 1973]. Die Operationsletalität wird dabei mit 6—15% und die Komplikationsrate mit 18—40% angegeben [Burman, 1971; DeDombal, 1971; Ritchie, 1972]. Aber selbst nach totaler Proktocolektomie mit Ileostomie ist in 3—31% der Fälle ein Rezidiv der Erkrankung im zurückbleibenden Ileum zu erwarten [DeDombal, 1971; Nugent, 1973; Ritchie, 1973; Steinberg, 1973]. Die Rückfallwahrscheinlichkeit ist am höchsten im ersten postoperativen Jahr und nimmt vom 4. postoperativen Jahr an ständig ab.

Die Ansicht, daß die Prognose besser und Rezidive seltener seien, wenn die Crohnsche Erkrankung primär nur ein umschriebenes Colonsegment und nicht auch das terminale Ileum betrifft [Goligher, 1972], ist nicht unwidersprochen geblieben [Nelson, 1973]. Vielleicht sind einzelne als Colitis granulomatosa beschriebene Fälle ätiologisch eher einer ischämischen Colitis zuzuordnen, die nicht zu Rezidiven neigt; hier könnte eventuell die selektive intestinale Angiographie differentialdiagnostisch und damit prognostisch einen wichtigen Beitrag leisten [Dombrowski, 1971; Hernandez, 1973].

Beim M. Crohn ist die chirurgische Therapie also gegen die Symptome der Krankheit gerichtet, und mit Heilung ist nicht, dagegen mit Rezidiven häufig zu rechnen [Zeitler, 1971].

16. Dickdarmveränderungen nach Röntgenbestrahlung

Eine Schädigung des Dickdarms wird gelegentlich einen Monat bis 10 Jahre nach externer Radiotherapie oder nach Einlage von radioaktivem Material in die Cervix beim Genitalcarcinom der Frau beobachtet. Pathologisch-anatomisch handelt es sich um eine entzündliche Reaktion mit Hyperämie und Ödem, begleitet von Spasmen der Dickdarmmuskulatur; bei schwerwiegender Schädigung treten später Gefäßveränderungen mit Arteriitis, Thrombose und Infarkt auf; dabei geht die Schleimhaut zugrunde und ihre Umgebung wird fibrös umgewandelt. Das Schleimhautulcus kann sich ausweiten oder vertiefen und schließlich alle Wandschichten durchbrechen und so zu einer Recto-(Vesico-)Vaginalfistel oder zu einer freien oder gedeckten

Darmperforation führen. Heilt das ischämische Ulcus jedoch ab, bildet sich ein Narbengewebe, das zu lokalen Stenosen oder zu Adhäsionen neigt.

Klinisch macht sich dieses Syndrom durch eine Colitis oder Proktocolitis, eventuell gefolgt von Ileus, Perforation, Absceß oder Fistelbildung mit entsprechender Symptomatik bemerkbar. Die Beschwerden sind primär oft denjenigen beim Carcinom täuschend ähnlich und deshalb differentialdiagnostisch wichtig. Selbst ein „eingefrorenes" Becken vermag durch Bestrahlung verursacht sein. Immer besteht die Gefahr, daß diese Bestrahlungsfolgen als Zeichen eines inoperablen Tumorrezidivis gewertet und deshalb keiner adäquaten Therapie zugeführt werden.

Therapeutisch genügt bei bloßer Colitis oder Proctitis eine symptomatische Behandlung, eventuell ergänzt durch Steroid-Einläufe. Eine ausgesprochene Obstruktion verlangt eine proximale Kotableitung, sofern nicht ausschließlich der Dünndarm durch Adhäsionen betroffen ist. Nach Abschluß der narbigen Umwandlung kann eine Resektion des veränderten Dickdarmabschnittes mit primärer Reanastomosierung diskutiert werden, wobei aber mit der Gefahr einer Anastomoseninsuffizienz gerechnet werden muß, falls die Resektionsränder strahlengeschädigt sind. Eine chronische Fistelung erfordert eine proximale Kotableitung und Resektion des Fistelsystems, wobei jedoch auch hier ischämische Heilungsstörungen drohen [Colcock, 1959; Wellwood, 1973].

17. Solitäres gutartiges Dickdarmgeschwür („Solitärulcus des Colons")

Solitäre gutartige Dickdarmgeschwüre treten selten auf; ihre Ätiologie ist unbekannt, dennoch kommen alle schleimhautschädigenden Noxen in Frage. Betroffen ist meist das Coecum. Symptome werden erst bei Ulcuskomplikationen wie Perforation, Absceßbildung oder Blutung beobachtet. Schwierig ist die Diagnose, wenn als einziges Symptom eines solitären Cöcalulcus Intestinablblutungen auftreten. Hier kann sich die selektive intestinale Angiographie zum Nachweis der Blutungsquelle als hilfreich erweisen; anschließend an die Röntgenuntersuchung kann durch denselben Katheter 0,2 E Vasopressin pro min selektiv intraarteriell verabreicht werden: eine konservative Therapie, die imstande ist, die Blutung zum Sistieren zu bringen [Sutherland, 1972]. Das Ulcus selber heilt dann in der Regel spontan aus.

Eine Colonresektion ist nur bei septischen Komplikationen und bei nicht beherrschbarer Blutung oder in Zweifelsfällen zur pathologisch-histologischen Sicherung der Diagnose angezeigt.

18. Appendicitis epiploica

Die Appendices epiploicae können, vor allem bei adipösen Patienten, eine Stieldrehung erleiden, in deren Folge eine lokalisierte aseptische Entzündung (Appendicitis epiploica) oder Nekrose gesehen wird. Das klinische Bild imitiert verschiedene intraabdominelle Prozesse (Appendicitis vermiformis, Diverticulitis etc.) und ist deshalb differentialdiagnostisch erwähnenswert. Therapeutisch empfiehlt sich bei gleichzeitiger Gelegenheitsappendektomie die Abtragung des betroffenen Dickdarmanhängsels, insbesondere auch, um eine histologische Verifizierung zu erreichen. Eine Dickdarmsegmentresektion ist jedoch kaum notwendig [Hackstock, 1972].

19. Akute nekrotisierende Enterocolitis

Eine akute nekrotisierende Enterocolitis wird in neuerer Zeit zunehmend häufig, vor allem bei Säuglingen beobachtet; sie tritt in 2,2% aller Frühgeburten auf [Dudgeon, 1973]. Symptomatisch stehen Meteorismus, Lethargie und respiratorische Insuffizienz im Vordergrund. Ätiologisch wird eine hypoxische Schädigung der Darmschleimhaut und damit Störung der Bakterienschranke im Darm diskutiert. Pathogenetisch unterscheidet sie sich wahrscheinlich nicht von der von Heikkinen 1974 beschriebenen *nekrotisierenden Colitis* [Heikkinen, 1974].

Die Infektion führt zu Darmperforation, Sepsis und Peritonitis mit einer Mortalitätsrate von 34—75% [Bell, 1973]. Die frühzeitige lokale und systemische Antibioticatherapie vermag scheinbar eine Darmperforation zu verhindern [Bell, 1973]; bei vermuteter oder nachgewiesener Perforation wird eine notfallmäßige chirurgische Exploration mit Resektion des betroffenen Dickdarmabschnittes empfohlen, bevor ein septischer Schock die Prognose weiter verschlechtert [Bell, 1973; Dudgeon, 1974; Heikkinen, 1974].

20. Ischämische Colitis

Rein angiogene Durchblutungsstörungen des Dickdarms werden selten beobachtet, bedingt durch die vielfältige Blutversorgung des Colons, wobei die Gefäße untereinander zudem noch durch ein ausgedehntes Netz von Collateralen verbunden sind. Erst der Ausfall von mindestens zwei versorgenden Hauptarterien bringt in der Regel eine klinische Symptomatik [Loygue, 1969]. Tierexperimentell ist nachgewiesen, daß eine totale Ischämiezeit von 3 Std Dauer zur Ausbildung von morphologisch erkennbaren ulcero-hämorrhagischen Veränderungen notwendig ist [Rausis, 1973]. Entsprechend dem wechselnden Ausmaß der Schädigung umfaßt die Symptomatik das ganze Spektrum zwischen Beschwerdefreiheit und den Folgen der totalen Infarcierung mit Perforation. Nach Marston (1966, 1969, 1970) kann die ischämische Colitis in drei Stadien eingeteilt werden:

a) transitorisches Stadium, b) Intermediärform mit ischämischer Strictur und c) gangränös-nekrotisierende Colitis.

Ätiologisch stehen arteriosklerotische stenosierende Arterienwandveränderungen mit visceralen Thromboembolien im Vordergund. Aber auch Aneurysma dissecans der Aorta, traumatische Gefäß-Schädigungen, Aneurysma der Arteria mesenterica inferior sowie iatrogene Gefäßligaturen werden ursächlich gefunden. Diagnostisch hilfreich ist vor allem die selektive intestinale Angiographie, eventuell kombiniert mit intraoperativer arterieller Druckmessung [Hahnloser, 1973]. Therapeutisch anzustreben und prognostisch entscheidend ist die Behandlung des ischämischen Syndroms, bevor es zu irreversiblen Veränderungen und zur Perforation geführt hat. Bei Infarcierung und Perforation kommt nur eine augedehnte Resektion mit Anastomosierung von sicher vitalen Darmenden in Frage. Die Prognose ist dabei durch die meist beträchtliche Veränderung der Homöostase stark getrübt. Bei schwerer stenosierender ischämischer Colitis muß ebenfalls die Resektion in Betracht gezogen werden; gleichzeitig sollte aber — soweit möglich — das Grundleiden mittels wiederherstellender gefäßchirurgischer Eingriffe (Desobliteration, Dekompression, By-pass) angegangen werden [Marston, 1969 u. 1972; Mozes, 1971].

21. Gefäßmißbildungen des Dickdarms
(Abb. 11)

Einer Gefäßmißbildung des Dickdarms, die klinisch durch eine ungeklärte, zum Teil über Monate rezidivierende schwere Blutung bedeutsam wird, liegt häufig eine arte-

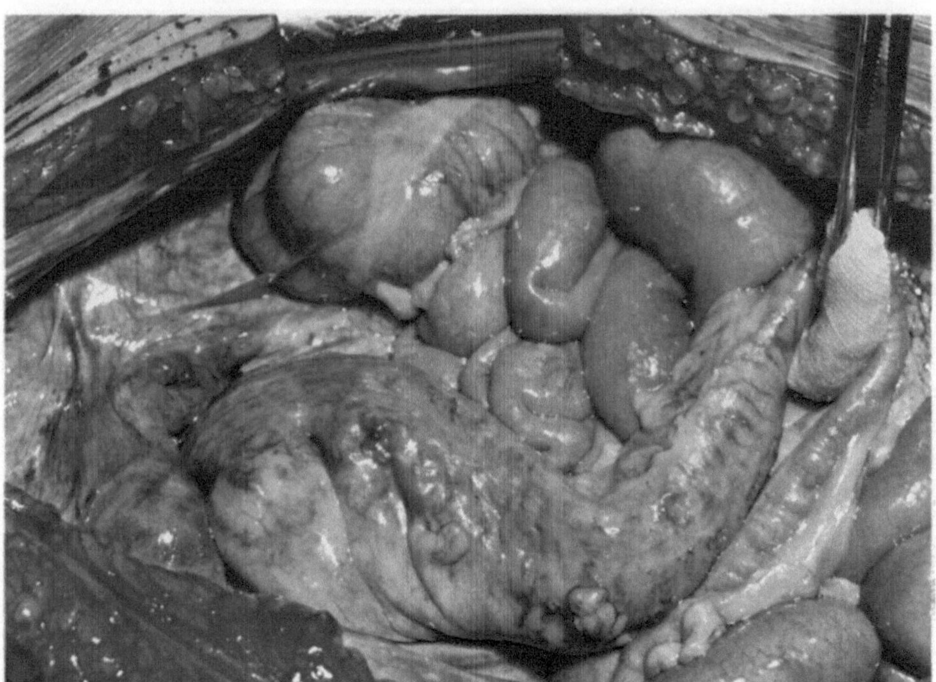

Abb. 11. Beispiel einer *Gefäßmißbildung des Colons*, die zu rezidivierenden Dickdarmblutungen geführt hat: *Klippel-Trénaunay-Syndrom* bei einem 21jährigen Mädchen mit Riesenwuchs des rechten Beines und begleitenden blutenden Angiomen im Bereiche des linken Colons und Rectums, die mittels linksseitiger Hemicolektomie und tiefer transphincterer Ano-Transversostomie (Mason) behandelt wurde. Im Bild der Operationssitus mit nach distal zunehmenden Gefäßveränderungen im linken Colon

rio-venöse Fehlanlage zugrunde, die oft selbst mittels Coloskopie und selektiver Angiographie präoperativ nicht lokalisierbar und bei der Probelaparotomie weder sichtbar noch palpabel ist. Therapeutisch ist wiederholt ein konservativer Behandlungsversuch mit selektiver intraarterieller Vasopressin-Infusion empfohlen worden [Nus-
baum, 1972], die aber infolge infektiöser, kardiorespiratorischer oder vasculärer Störungen nicht ungefährlich ist [Ammann, 1974]. Eine Hemicolektomie ohne Identifi-
kation der Blutungsquelle ist ein Spiel mit dem Zufall, und eine totale Colektomie mit
Ileo-Rectostomie scheint bei dieser sonst gutartigen Krankheit nicht wünschenswert,
ist jedoch oft therapeutisch einzig erfolgversprechend. Vielleicht, daß hier in Zukunft
die selektive intraoperative Angiographie hilfreich wird [Alfidi, 1971].

22. Colonvaricen

Bei portaler Hypertension bildet sich ein Umgehungskreislauf, der selten einmal
nicht bloß zu Oesophagus-, sondern auch zu Colonvaricen führen kann, die sich
klinisch mit einer schweren Dickdarmblutung äußern. Die Dickdarmresektion besei-
tigt zwar die Blutungsquelle im Colon, beeinflußt hingegen das Grundleiden nicht
[Brill, 1969].

23. Traumatische Dickdarmperforation

Traumatische Dickdarmverletzungen durch *stumpfes Trauma* werden selten beschrieben; so fanden sich nach einer Zusammenstellung von Beall (1971) unter 752
Colonverletzungen ätiologisch nur 34mal eine stumpfe Gewalteinwirkung. Auch
Fürstenberg (1973) konnte in einem Beobachtungszeitraum von 20 Jahren nur über
10 Colonperforationen bei stumpfem Bauchtrauma, vor allem nach Verkehrsun-
fällen berichten. Da ein stumpfes abdominelles Trauma meist erst bei enormer Kraft-
einwirkung zur Colonperforation führt, finden sich Dickdarmperforationen dabei in
der Regel auch nur in Kombination mit Verletzungen anderer Organe wie Dünndarm, Leber, Magen, große Gefäße, Nieren, Thorax, Milz, Zwerchfell, Extremitäten,
Duodenum, Pankreas, Gallenwege, Schädel und Hirn.

Isolierte Colonperforationen bei stumpfem Bauchtrauma stellen eine Rarität dar,
sind jedoch bei Autounfällen durch Hüftsicherheitsgurte beschrieben; durch die lokale momentane Druckerhöhung im Augenblick des Zusammenstoßes bringt der
zirkulär um den Unterleib getragene Gurt das Sigma oder das Coecum zum Platzen
oder Einreißen [Towne, 1971; Shennon, 1972].

Ein *penetrierendes Trauma* des Abdomens findet sich größtenteils bei Messer-
stich- und Schußverletzungen. Die Art der verwendeten Waffen und die Häufigkeit
solcher Verletzungen sind unter zivilen Verhältnissen geographisch stark unterschiedlich und richten sich demzufolge nach Sitten, Gebräuchen und Temperament
der Beteiligten; während abdominelle Schußverletzungen bei uns eine Seltenheit dar-

stellen, konnte Beall (1971) in nur 5½ Jahren in Houston (Texas) 162 Schußverletzungen und 54 Messerstichwunden des Colons beobachten.

Therapeutisch im Vordergrund stehen die Maßnahmen der Wiederbelebung, Überwachung von Kreislauf, Atmung und Ausscheidung, Volumensubstitution sowie Abklärung (Begleitverletzungen!); erst dann wird eine operative Revision durchgeführt. Bloß ausnahmsweise bei glatt durchtrennter Dickdarmwand ohne Kompromittierung der Durchblutung kann eine einfache Übernähung in Betracht gezogen werden. In allen anderen Fällen wird eine (Segment-)Resektion nötig; am wichtigsten ist die Wiederherstellung der Blutversorgung und Kontrolle der Vitalität der zurückbleibenden Darmabschnitte und die Entfernung von allem nekrotischen Gewebe. Eine Vorlagerung des verletzten Darmabschnittes verbessert die Gesamtprognose nicht, verlängert jedoch die Hospitalisationsdauer beträchtlich und erfordert weitere chirurgische Interventionen. Dieses Procedere ist deshalb in der Regel abzulehnen.

24. Die iatrogene Colonperforation

Iatrogene Colonperforationen werden durch Einführung von Instrumenten (Sigmoidoskop, Biopsie- und Abortzangen, Darmrohr, Laparoskop, Fieberthermometer, etc.), operative Manipulationen (peroperative Traumatisierung, versehentliches Annähen des Dickdarms u. a.) und Überblähung (Einläufe, Röntgenkontrastmittel, Luftfüllung) verursacht und stellen insofern einen Spezialfall der traumatischen Colonperforation dar, indem die Darmwandschädigung meist sehr lokalisiert und deshalb eventuell mittels Übernähung und Drainage sicher zu beherrschen ist, wenn sie sofort erkannt und unverzüglich versorgt wird. Besteht Zweifel an der Vitalität der Darmwand, empfiehlt sich aber auch hier die Resektion.

25. „Spontane" Dickdarmperforation

Man ist dann berechtigt, eine Dickdarmperforation spontan zu nennen, wenn sich dafür keine Ursache eruieren läßt. Bis 1973 wurden in der Weltliteratur mindestens 47 Fälle von Colonperforationen gezählt, bei denen diese Definition zutreffen könnte. Retrospektiv ist jedoch eine vorübergehende ischämische Wandschädigung nie mit Sicherheit auszuschließen; diese mag auf einer zeitweisen Überdehnung des Darmes, auf dem Zusammenwirken von Druck und Mangeldurchblutung, auf einer toxischen Wirkung oder auf einer ungenügenden Durchblutung im Schock beruhen.

Die spontane Perforation trifft die Patienten wie aus heiterem Himmel, entweder in Ruhe oder bei Betätigung der Bauchpresse (Heben eines Gewichtes, Defäkation). Anamnestisch zeigt sich typischerweise eine chronische Obstipation, eventuell auch ein hyperacides Magenleiden mit Einnahme von alkalisierenden Substanzen, die gerne zu harten Stuhlmassen führen [Präuer, 1970; Huber, 1973]. Findet sich aber bei Obstipation ein eindeutiges Decubitalulcus der Darmwand durch Koprolithen, wie in den von Carter (1973) beschriebenen zwei Fällen, so kann die Perforation nicht mehr als spontan im eigentlichen Sinne bezeichnet werden, sondern muß der Perforation durch Druck, Stenose, Entzündung und Ischämie zugeordnet werden. Die Prädilektionsstelle für die Spontanruptur ist der recto-sigmoidale Übergang, häufig intraperitoneal, dem Mesenterium gegenüberliegend; der Riß ist in der Regel längs verlaufend, fast wie geschnitten. Echte spontane Dickdarmperforationen treten in jedem Lebensalter auf; der jüngste Patient war ein Neugeborenes; die Mehrzahl der Patienten ist jedoch 60–80 Jahre alt [Dickinson, 1971; Kern, 1971]. Therapeutisch ist im allgemeinen eine Colonsegmentresektion angezeigt.

26. Gastroenterocolische Fistel

Gastroenterocolische Fisteln treten fast ausschließlich als Komplikation eines penetrierenden Anastomosenulcus auf, und zwar vor allem bei Männern — zum größten Teil nach einer hinteren Gastroenterostomie. An weiteren Ursachen finden sich ätiologisch ein penetrierendes Magenulcus oder ein Magencarcinom und nur selten ein vom Colon ausgehendes Leiden wie Colontransversumcarcinom, Colitis ulcerosa, Tuberkulose, Typhus und Folgen eines Traumas oder lang-dauernder Steroidbehandlung [Isfort, 1967; Backmann, 1973]. Die Symptomatik ist einesteils vom Grundleiden und seiner weiteren Komplikationen gegeben, andererseits aber durch kotiges Erbrechen und stinkendes Aufstoßen sowie durch postprandiale Diarrhoen, oft mit unverdauten Speiseresten vermischt, charakterisiert. Bei längerem Bestehen resultiert ein Malabsorption-Syndrom mit Kachexie, Albumindefizit, Ödemen, Calciumverlust, Osteoporose, Eisenmangel, Anämie und anderes. Diagnostisch entscheidend ist die Magen-Darm-Passage und in erster Linie der Holzknecht-Kontrastmitteleinlauf, mit dem es meist besser gelingt, die Fistel vom Colon in den Magen darzustellen als umgekehrt. Operationstaktisch ist nach geeigneter Vorbehandlung (Hyperalimentation, Astronautenkost, etc.) eine einzeitige Resektion des fisteltragenden Convolutes mit End-zu-End-Anastomose von Dünn- und Dickdarm und Wiederherstellung der Magenkontinuität, meist nach Billroth II, anzustreben. Bei peptischer Fistelgenese kann eventuell noch eine Vagotomie notwendig werden.

27. Dickdarmvolvulus

Beim Dickdarmvolvulus kann das Coecum, das Colon transversum oder das Sigma beteiligt sein.

Ein *Volvulus des Coecums* wird als eigenes, allerdings sehr seltenes Krankheitsbild gewertet; diagnostisch entscheidend ist der Holzknecht-Kontrastmitteleinlauf, der vielleicht auch vorübergehend das Coecum wieder zu reponieren vermag. Eine operative Detorsion und Cöcopexie soll in fast allen Fällen zu Rezidiven führen. Als Therapie der Wahl wird die rechtsseitige Hemicolektomie empfohlen, da damit gleichzeitig ein möglicher verursachender Tumor des rechten Colons reseziert wird [Meyers, 1972].

Auch ein *Volvulus des Colon transversum* wird kaum beobachtet, ist jedoch bei auffällig langem Colon transversum und bei Rotationsanomalien beschrieben worden [Gibson, 1972; Jones, 1972]. Die ausgedehnte Resektion des Colon transversum ist einzig imstande, das Leiden kurativ zu behandeln und gleichzeitig die Ätiologie zu beseitigen.

Am häufigsten ist beim Dickdarmvolvulus das *Sigma* betroffen. Anamnestisch läßt sich meist eine chronische Constipation eruieren; multiple vorausgehende Schmerzepisoden sprechen für frühere Volvulusattacken mit spontaner Reposition [Smola, 1972]. Klinisch stehen Meteorismus und Schmerzen infolge Darmwandüberdehnung im Vordergrund der Symptomatik. Typischerweise finden sich als prädisponierende Faktoren ein höheres Lebensalter und konkomittierende schwere organische oder psychische Störungen (Allgemeinerkrankungen wie Herzleiden, Diabetes mellitus, Gicht, Nierenleiden oder zur Bettruhe zwingende Zustände wie Hemiparese, schweres Parkinson-Syndrom oder traumatologisch-orthopädische Leiden) als Ursache. Ausnahmsweise ist ein erworbenes Megacolon, ein Tumor oder eine vorausgehende Operation nachweisbar. Nur in 12% der Fälle trifft ein Sigmavolvulus scheinbar vollkommen gesunde Patienten [String, 1971]. Die Diagnose wird im allgemeinen schon auf der Röntgenübersichtsaufnahme des Abdomens gestellt; ein Colonkontrastmitteleinlauf ist oft diagnostisch nicht notwendig, kann hingegen, vor allem beim kindlichen Sigmavolvulus, therapeutisch wirksam sein.

Beim Erwachsenen läßt sich nach der Technik von Bruusgaard in 90% der Fälle der akute Zustand durch die Rectosigmoidoskopie nachweisen und durch gleichzeitiges Einlegen eines Darmrohres (= innere Schienung) auch beheben [Bruusgaard, 1947]. Leider ist dieses Procedere ebenso wie die offene Detorsion (mit oder ohne Sigmapexie) mit einer Rezidivquote von über 40% behaftet, und ein Rückfall läßt die Mortalitätsrate gegenüber dem ersten Volvulus von 22% auf 40% ansteigen [Hines, 1967; Shepherd, 1968]. Eine primäre Resektion verhütet Rezidive mit Sicherheit und ist bei Komplikationen des Sigmavolvulus wie Darmperforation oder Gangrän absolut indiziert, im übrigen aber infolge Begleitkrankheiten und fehlender Homöostase mit einer relativ hohen Letalität belastet.

Im Hinblick auf die Operationsletalität ist deshalb nach primärer Detorsion die Resektionsbehandlung im Intervall anzustreben (s. Tabelle 13).

Tabelle 13. Rezidivquote und Letalität der verschiedenen Verfahren zur Behandlung des Sigmavolvulus. (Nach einer Statistik von Shepherd 1968 über 425 Fälle)

Methode	Rezidivquote	Operationsletalität
Einlauf, Spontanremission, innere Schienung	42%	—
Laparotomie und Detorsion	41%	16%
Laparotomie und Fixation	41%	8%
Primäre Resektion	—	25%
Intervallresektion	—	2,8%

28. Coloninvagination

Die Darminvagination stellt bei Kindern die häufigste Ursache der intestinalen Obstruktion dar. Aber nur 3–10% aller Invaginationen werden im Erwachsenen-Alter beobachtet, wobei dann 50% der gesamten Invaginationen den sigmoideo-rectalen Übergang betreffen [Weilbaecher 1973; Anderson, 1974].

Bei der *sigmoideo-rectalen Invagination* zeigt sich ätiologisch in 54% der Fälle ein Sigmacarcinom, in 32% ein ungewöhnlich mobiles Sigma mit langem Mesenterium, welches in das weite, in seiner Umgebung fixierte Rectum prolabiert, in 8% ein submucöses Lipom und in 6% benigne Polypen des Sigmas [Hagan, 1958].

Klinisch im Vordergrund stehen Obstipation und Blutung aus dem Rectum neben unbestimmten, meist ziehenden Schmerzen im Unterbauch, Tenesmen sowie das Gefühl der unvollständigen Darmentleerung; auch schleimige Durchfälle, verbunden mit einer hypokaliämischen metabolischen Alkalose können auftreten, die den Symptomen eines villösen Papilloms ähneln [Moffat, 1972]. In 20% der Fälle ist die sigmoideo-rectale Invagination zudem mit einem Prolaps des Invaginates durch das Rectum verbunden [Davidson, 1966]. Die Symptome können chronisch-rezidivierend auftreten, sofern die Invagination nicht durch einen Tumor bedingt und durch diesen eine spontane Reposition nicht verhindert wird [Goligher, 1967].

Diagnostisch entscheidend ist die Rectoskopie in Seitenlage unter Betätigung der Bauchpresse. Bei der routinemäßigen Holzknecht-Kontrastmitteluntersuchung sowie bei der Rectoskopie in Knie-Ellenbogen-Lage kann die Invagination eventuell gelöst und das Leiden deshalb übersehen werden.

Therapeutisch erfolgreich ist bei der sigmoideo-rectalen Invagination nur die Sigma-Segmentresektion mit primärer Reanastomosierung [Goligher, 1967; Weilbaecher, 1971; Anderson, 1974]. Eine bloße Reposition oder Sigmoideopexie ist nicht zu empfehlen, einerseits wegen der hohen Rezidivquote von über 90% und andererseits um einen möglichen, die Invagination verursachenden Tumor nicht zurückzulassen.

Eine spezielle Form der Coloninvagination stellt die *primäre Inversion des Coecums* dar, d. h. die Invagination eines Teiles der Coecumwand in das Lumen des Coecums. Diese ist ohne auslösenden Tumor sehr selten. Die Symptome entsprechen der akuten Appendicitis. Bei Tumorverdacht ist eine ileocöcale Resektion gerechtfertigt, andernfalls beschränkt sich die Therapie auf eine Cöcopexie [Salleh, 1972].

29. Das Coecum mobile-Syndrom

Ein relativ mobiles Coecum findet sich bei 10–15% aller Patienten und verursacht in der Regel keinerlei Beschwerden. Erst, wenn das Coecum mobile durch rezidivierende Torsionen zu einer klinischen Symptomatik führt, ist die Bezeichnung „Coecum mobile-Syndrom" richtig. Die Bedeutung des Coecum mobile-Syndroms liegt in der Schwierigkeit, es differentialdiagnostisch von anderen Dickdarmerkrankungen und speziell von der Appendicitis abzugrenzen. Bei Erwachsenen ist diese Diagnose nur dann zu stellen, wenn alle anderen ätiologisch bedeutsamen Krankheiten ausgeschlossen sind. Neben der typischen Anamnese mit chronisch-rezidivierenden Unterbauchkrämpfen und dem mobilen Coecum wird bei der operativen Revision typischerweise eine Pericolitis mit Pannus, eine Lymphadenitis und eine retrocöcal verwachsene Appendix festgestellt [Nicole, 1967]. Therapeutisch wird nach vorausgegangener röntgenologischer Abklärung eine Appendektomie und Pexie des Coecums an das Peritoneum des lateralen Unterbauches durchgeführt; eine Ileocöcalresektion wäre höchstens dann indiziert, wenn zur histologischen Bestätigung der Diagnose bei nicht sicher ausgeschlossener andersartiger Erkrankung eine ausgedehnte Excision notwendig würde.

30. Dolichocolon und Obstipation

Als *Dolichocolon* wird ein Dickdarm bezeichnet, der nur aufgrund der größeren Länge von der Norm abweicht. Die normale Dickdarmlänge beim Erwachsenen mißt je nach funktionellem Zustand 90—200 cm und ist keine statische Größe. Da keine pathologisch-anatomische Mißbildung nachweisbar und auch der Auerbachsche Plexus unauffällig sind, unterscheidet sich das Dolichocolon klar vom angeborenen Megacolon bei der Hirschsprungschen Krankheit. Die Diagnose ergibt sich aus dem typischen Röntgenbefund, wobei klinisch unklare, oft krampfartige Bauchschmerzen und Obstipation, eventuell im Wechsel mit Diarrhoe, oder eine rectale Insuffizienz im Vordergrund stehen. Von *Obstipation* soll dabei nur gesprochen werden, wenn es seltener zu Darmentleerungen kommt als es der Norm entspricht. Die Anzahl Stuhlentleerungen bei der Durchschnittsbevölkerung beträgt in 98% der Fälle zwischen 3 pro Woche und 3 pro Tag, wobei allerdings 20% der Patienten gelegentlich oder regelmäßig Laxantien einnehmen [Conell, 1965]. Die Darmentleerung kann aber nicht bloß infolge verminderter Frequenz, sondern auch durch eine verlängerte Passagezeit verzögert sein. Diese Art von Constipation läßt sich mittels radiologischer Markierung der Nahrungspassage eruieren. Als normale intestinale Passagezeit werden 72—120 Std angegeben [Hinton, 1968].

Als chirurgisch behandlungswürdig kann nur die *Trias: Dolichocolon* (typischer röntgenologischer Aspekt mit einer Colonlänge von über 200 cm), *Obstipation* (weniger als drei Darmentleerungen pro Woche und Passagezeiten länger als fünf Tage) *und Beschwerden* (typisch chronisch-rezidivierende krampfartige Schmerzen) gelten. Die abdominellen Beschwerden müssen ätiologisch wohl hauptsächlich einer partiellen Torquierung von zu langen Dickdarmschlingen zugeordnet werden und sind daher ein Prodromalstadium des Colonvolvulus, der infolge spontaner Detorsion ebenfalls chronisch rezidivierend auftreten kann.

In der überwiegenden Mehrzahl der Fälle von Obstipation ist nach Ausschluß anderer organischer Krankheiten (vor allem Tumorstenosen!) eine internistisch-konservative Therapie, eventuell ergänzt durch physikalische oder psychiatrische Behandlung, genügend. Bei Dolichocolon mag in Einzelfällen eine Resektionsbehandlung des Colon transversum oder eine linksseitige Hemicolektomie in Frage kommen. Dadurch ist eine Schmerzbefreiung möglich, jedoch bleibt die Constipation meist kaum beeinflußt [Gray, 1971]. Bei Stuhlverhaltung infolge stark erhöhtem Sphinctertonus wirkt eine Spaltung der äußeren zwei Drittel des M. sphincter internus nach Eisenhammer günstig [Fenner, 1967; Rüedi, 1970].

Liegt jedoch die Kombination eines *Dolichosigmas* mit *Rectalprolaps* vor, wie dies nicht selten bei älteren Patientinnen gesehen wird, empfiehlt es sich, nicht nur eine Rectopexie und Rekonstruktion des Beckenbodens, sondern gleichzeitig auch noch eine Sigmoidresektion, eventuell verbunden mit Ventrofixation des Uterus, durchzuführen; so kann einem Rectalprolaps-Recidiv sicher vorgebeugt und ein postoperativer Ileus infolge Sigmavolvulus verhütet werden.

IV. Operationstaktik

1. Darmvorbereitung und Antibiotica

Ist die Diagnose einer Colonaffektion gestellt, der Patient aus allgemeinen Gründen operabel und die Indikation zu einem Eingriff, der auch eine Dickdarmresektion umfassen könnte, gegeben, stellt sich bei Wahloperationen die Frage nach der geeigneten Vorbereitung des Darms. Eine solche Darmvorbehandlung soll die zwei Hauptgefahren jeder lumeneröffnenden Darmanastomose — den Infekt und die Anastomoseninsuffizienz — verhüten oder mindern.

Unbestritten wirksam zur Herabsetzung der postoperativen Komplikationsrate von Colonresektionen ist die intraoperative Vermeidung jeder Verschmutzung der Bauchhöhle und der Wunden durch Darminhalt [Grant, 1964; Graham, 1971]. Dieses Ziel zu erreichen wird erleichtert durch eine präoperative Darmreinigung, sei es mittels Laxantien (oral oder rectal) oder durch Einläufe. Werden sehr große Mengen von Wasser statt physiologischer NaCl-Lösung als Klistier gegeben, so ist auch mit einer Wasserintoxikation zu rechnen [Goligher, 1967]. Im übrigen ist jedoch eine übermäßige mechanische Darmreinigung mittels Einläufen den oft alten, geschwächten Patienten kaum zumutbar; liegt ein wesentliches Darmhindernis vor, ist zudem eine vollständige Darmentleerung nicht zu erwarten. Die mechanische Darmvorbereitung ist also nicht in der Lage, der peroperativen Keimdissemination bei der Eröffnung des Dickdarms und damit einem nachfolgenden Infekt ganz zu entgehen.

Experimentell hatte Poth bereits 1948 gezeigt, daß bei Hunden mit Colonanastomosen Antibiotica wirkungsvoll Wundinfekte und Anastomoseninsuffizienz verhindern, und Cohn hat bewiesen, daß Antibiotica bei Tieren ein devascularisiertes Colonsegment vor der Nekrose zu schützen vermögen, sofern Antibiotica intraoperativ intraluminal sowie postoperativ intraluminal und systemisch verabreicht werden [Poth, 1948; Cohn, 1968].

In dieser Situation lag es nahe, Antibiotica in der Dickdarmchirurgie anzuwenden, in der Hoffnung, damit auf die durch Dickdarmkeime hervorgerufenen Heilungsstörungen vorteilhaft einzuwirken, sei es am Ort der Darmanastomose oder im Gebiet der möglicherweise durch Darminhalt verschmutzten Operationswunde.

Ein ideales Antibioticum sollte dabei rasch und sicher alle möglicherweise pathogenen Darmkeime vernichten, keine lokalen oder systemischen Nebenwirkungen, keine Sensibilisierung und auch keine Resistenzentwicklung zeigen. Kein bis heute bekanntes Antibioticum vermag alle diese Anforderungen zu erfüllen.

Klinisch zur präoperativen Darmvorbereitung getestet und empfohlen wurden sowohl Sulfonamide als auch eine Vielzahl von Antibiotica, wie Streptomycin, Chloromycetin, Tetracycline, Neomycin, Kanamycin etc. Vorerst wurde die perorale Gabe von schwer resorbierbaren Sulfonamiden und Antibiotica, wie Neomycin und Kanamycin, bevorzugt. Unter dieser antibiotischen Vorbehandlung gelang es, vor allem die Wundinfektionsrate günstig zu beeinflussen, aber auch Nahtdehiscenzen wurden seltener. So war Poth (1960) in der Lage, unter Neomycin-Sulfaphthalythiazol-Vorbehandlung die Wundinfektquote von 77,7% auf 3,4% zu senken, und Graham (1971) sah nach Dickdarmoperationen unter Phthalylsulphathiazol-Vorbehandlung eine postoperative Infektionsrate von 37,3% im Gegensatz zur ausschließlichen mechanischen Darmvorbereitung mit 64,4% Infekten. Nichols (1973) fand in einer randomisierten Untersuchung nach Neomycin-Erythromycin-Darmvorbereitung bei 69 Patienten keinen einzigen Wundinfekt.

Es muß aber auch erwähnt werden, daß die perorale Antibiotica-Therapie zur Darmkeimzahlherabsetzung nicht unangefochten blieb [Gaylor, 1960; Grant, 1964]. Vereinzelt ist auch über eine Häufung von Wundheilungsstörungen nach prophylaktischer Antibiotica-Applikation berichtet worden [National Research Council, 1964; Lacy, 1974]. Zwar scheinen sich die experimentellen [Vink, 1954] und klinischen Beobachtungen [Cohn, 1960] über eine Häufung von Anastomosen-Carcinomrezidiven nach antibiotischer Darmvorbereitung nicht zu bestätigen, und auch die früher gefürchtete Staphylokokken-Enteritis wird relativ selten gesehen, obschon nach Antibioticamedikation in 30% der Fälle im Stuhl Staphylococcus-aureus-Keime nachweisbar sind [Gaylor, 1960].

In neuerer Zeit scheint es gesichert, daß in der Colonchirurgie Antibiotica ihren festen Platz haben [Cohn, 1968; Nichols, 1971]. Hingegen ist sowohl Applikationsart, Zeitpunkt und Dauer der Verabreichung als auch die Wahl des Antibioticums, bzw. ihre Kombinationen, umstritten, da es an entsprechenden kontrollierten prospektiven Studien mangelt. Nach Yale et al. (1971) sollten Antibiotica bei Colonoperationen peroral, systemisch und lokal gegeben werden, da einerseits jede Anwendungsart ihre Vorteile hat, und andererseits alles getan werden muß, eine postoperative infektiöse, oft letale Komplikation mit allen Mitteln zu verhüten. Antibiotica sind, verglichen mit dem möglichen Gewinn und dem kleinen ihnen innewohnenden Risiko, verantwortbar und billig.

Anderson (1972) hat in einer Doppelblindstudie darauf hingedeutet, daß die Wundinfektionsrate nach Colonoperationen durch Gabe von 1 g kristallinen Ampicillin in die subfascialen und subcutanen Räume vor Wundverschluß von 18,3% auf 2,5% gesenkt wird, ohne daß allergische Manifestationen festzustellen wären. Es scheint also, daß auch eine lokale Chemotherapie effektiv sein kann.

Polk (1974) gelang es, die Wundinfektionsrate nach Colonoperationen durch prä- und peroperative Injektion von 3mal 1,0 g Cephaloridin intramuskulär von 20% auf 6% zu reduzieren, ohne daß der Darm lokal mit Antibiotica vorbehandelt worden wäre. Damit ist auch bei systemischer Applikationsart eine günstige Wirkung bewiesen. Burke hatte schon 1961 im Experiment gezeigt, daß Antibiotica dann eine Wundheilungsstörung verhindern, wenn sie der Patient unmittelbar vor der Operation erhält. Seither haben verschiedene kontrollierte Doppelblindstudien festgehalten, daß eine prophylaktische Antibioticatherapie von Vorteil sein kann [Boyd et al., 1973].

Antibiotica vermögen aber nicht nur einen einzelnen Patienten, sondern ein ganzes Kollektiv von Hospitalisierten sowie das Pflegepersonal zu gefährden. Kritiklose Indikationsstellung, zufällige Auswahl des Mittels und unrichtige Dosierung führen zu Nebenwirkungen (Staphylokokken-Enteritis, Pseudomonas-Pneumonie, Allergien), Verwischen der Symptomatologie von Komplikationen des Grundleidens (Darmperforation) und zu Gefahren für die Umgebung (z. B. Streptomycinurticaria der Krankenschwester) sowie allgemein zur Ausbildung und Verbreitung von resistenten Keimen (Hospitalismus) [Rittmann u. Gruber, 1969]. Der Nutzen jeder Antibiotica-Therapie und im speziellen die prophylaktische systemische Antibiotica-Verabreichung müssen deshalb in Beziehung gesetzt werden zu möglichen Nebenwirkungen; trotzdem stellt jedes Mittel, das bei Colonresektionen in der Lage ist, Wundinfektionen und damit potentiell letale Komplikationen, wie Nahtinsuffizienz und Sepsis zu verhüten, eine Bereicherung dar.

Wünschenswert wäre gewiß, eine Methode zu finden, die auf eine präoperative Antibiotica-Gabe verzichten kann und dennoch die infektiösen Komplikationen der Colonchirurgie herabsetzt. Sattler et al. (1974) haben eine bilanzierte synthetische Diät während 5—14 Tagen vor Colonoperationen empfohlen und somit ohne weitere Darmvorbereitung intraoperativ meist einen sauberen Darm vorgefunden. Durch dieses Vorgehen wurde gleichzeitig die Stickstoff- und damit Eiweißbilanz günstig beeinflußt, was sich dann wiederum positiv auf die Wundheilung auswirkte, ist doch durch Antibioticavorbehandlung infolge herabgesetzter Darmkeimzahl mit verminderter Nahrungsauswertung eher mit einer Verschlechterung der meist ohnehin prekären negativen Stickstoffbilanz zu rechnen.

Schließlich wäre auch noch eine Verbesserung der Infektionsrate durch medikamentöse oder immunologische Steigerung der patienten-eigenen Infektabwehr denkbar.

Bei uns hat sich zur Darmvorbereitung vor Wahleingriffen mit Dickdarmresektionen folgendes Schema bewährt:

Tabelle 14. Vorbehandlung des Colons bei geplanten Dickdarmresektionen

Kost	Flüssige Nahrung 2 Tage vor der Operation
Antibiotica	Neomycin 3 g tgl. peroral während 3 Tagen präoperativ
Einläufe	Reinigungseinläufe mit Kamille am Tage vor der Operation, Einläufe mit 3 g Neomycin am Abend vor der Operation

2. Ein- oder mehrzeitiges Vorgehen

Wird bei Dickdarmaffektionen eine Colonresektion notwendig, so stellt ein *einzeitiges Vorgehen* mit primärer Anastomose bei komplikationslosem Verlauf den erstrebenswerten Idealfall dar. Durch eine gleichzeitige vorgenommene ⅔-Spaltung des M. sphincter internus (Operation nach Eisenhammer) kann nach linksseitigen Resektionen die Darmnaht infolge Erleichterung der frühzeitigen Defäkation entlastet werden. Läßt sich eine proximale Ableitungsfistel (Cöcostomie) vermeiden, so wird eine definitive chirurgische Versorgung bei kurzer Hospitalisationsdauer, minimalen Kosten und geringst-möglicher psychischer und physischer Belastung des Patienten erreicht. Es herrscht weitgehend Einigkeit darüber, daß dieses Procedere nach zweckentsprechender Vorbereitung in der Regel für alle Wahloperationen durchführbar ist.

Bei Notfalleingriffen sind die Voraussetzungen durch fehlende Darmvorbehandlung sowie meist nachzuweisende Ileuszeichen und allgemeine oder lokale septische Komplikationen nicht identisch. In dieser Situation galt früher die Regel, einen mehrzeitigen Eingriff zu wählen, bis Crile (1954) auf die hohe kumulative Gefährdung des Patienten durch mehrere Operationen mit langem Krankenlager aufmerksam machte.

Seither mehren sich im Weltschrifttum Befürworter der primären Resektion, selbst unter Notfallbedingungen [Gregg, 1955; Ferguson, 1957; Donaldson, 1958; Ryan, 1958; Gerber, 1962; Madden, 1965; Herrington, 1967; Nadjafi, 1969; Allgöwer, 1971 u. 1973; Heberer, 1973; Pross, 1973].

Madden (1965) wies in seiner Zusammenstellung bei mehrzeitigen Dickdarmeingriffen eine Gesamtmortalität von 46,3% und bei der Primärresektion eine Letalität von 9,1% nach. Nadjafi und Allgöwer (1969) fanden im Krankengut unserer Klinik beim mehrzeitigen Vorgehen unter 89 Diverticulitisfällen eine Gesamtletalität von 19%, während bei 56 konsekutiven Primärresektionen (davon 18 mit Perforation) kein Patient ad exitum kam.

Auch die kritische Analyse der Vancouver-Studie [Debas u. Thomson, 1972] mit 838 Resektionen und primärer Anastomosierung zeigt, daß in der großen Mehrzahl von Colonresektionen ein einzeitiges Vorgehen mit gutem Erfolg und geringem Risiko für den Patienten möglich, durchführbar und empfehlenswert ist.

Levy et al. (1967) wiesen darauf hin, daß mehrzeitige Eingriffe im Vergleich zur primären Resektion nicht bloß die Mortalität erhöhen sondern auch die Gesamtkomplikationsrate auf das 10fache ansteigen lassen.

Aus Furcht vor einer breitklaffenden akuten Anastomoseninsuffizienz, die ohne primäre proximale Kotableitung bei vorbestehenden entzündlichen intraabdominellen Veränderungen immer noch in 50% tödlich verläuft [Botsford, 1971], befürworten einige Autoren weiterhin bei durch Ileus und Infekt komplizierten Dickdarmaffektionen routinemäßig ein dreizeitiges Vorgehen [Dick, 1967; Botsford, 1969; Rodkey, 1969; Zollinger, 1969], aber es bleibt unbestritten, daß damit der Patient familiär, beruflich und eventuell finanziell infolge der wesentlich verlängerten Hospitalisationsdauer oft bis an die Grenze des Zumutbaren belastet wird [Rodkey, 1969].

Eine bloße Drainage bei septischen Colonprozessen verfehlt die beabsichtigte Wirkung, da sie ebenso wie eine alleinige primäre Kotableitung den verursachenden septischen Herd als Ausgangspunkt für mögliche letale Komplikationen in situ beläßt [Smiley, 1966; Allgöwer, 1973].

Die Vorlagerung des betroffenen infizierten Darmabschnittes vor die Bauchdecke [Watkins, 1971] stellt unseres Erachtens keine Vereinfachung dar, ist doch die dazu notwendige Mobilisation des oft entzündlich veränderten, stark verwachsenen Darmteils nicht leichter zu bewerkstelligen als eine primäre Resektion.

Für eine primäre Resektion, selbst bei entzündlichen Komplikationen, sprechen die folgenden Gründe:

1. Die Entfernung des septischen Herdes als Ursprungsort einer andauernden oder intermittierenden Verschmutzung der Bauchhöhle wird besser toleriert als eine kontinuierliche oder rezidivierende Überschwemmung des Körpers mit bakteriellen Keimen.

2. Eine bloße Ausschaltungsoperation vermag den entzündlichen Prozeß häufig nicht zur Abheilung zu bringen [Dardik, 1964; Madden, 1965].

3. Die meist vorhandene Mischflora mit aeroben und anaeroben Keimen spricht schlecht auf eine konservative antibiotische Therapie an [Rodkey, 1969].

4. Die Excision des entzündlich veränderten Colonabschnittes verursacht keine Ausbreitung des Infektes in die umgebenden Weichteile [Madden, 1965].

5. Eine primäre Resektion verbessert gegenüber einem mehrzeitigen Vorgehen die Gesamtprognose und verkürzt signifikant die Hospitalisationsdauer für den Patienten [Madden, 1965; Rodkey, 1969].

Es muß deshalb das Ziel jeder Behandlung sein, den septischen Herd primär zu entfernen. Scheint dann in Fällen mit Perforation und diffuser Peritonitis oder intraabdominellen Abscessen eine Reanastomosierung nicht empfehlenswert, kann nach Resektion des erkrankten Darmabschnittes der Eingriff entweder mit einem doppelläufigen Anus praeter oder nach Art der Hartmannschen Operation mit einem proximalen endständigen Anus abgeschlossen werden, wobei das distale Darmende bei langem Rectumstumpf verschlossen, sonst zur Drainage offen belassen wird (Abb. 12 u. 13). Dieses Procedere vereinigt die Vorzüge der primären Resektion und des mehrzeitigen Vorgehens, wird jedoch im Vergleich zur sofort durchgeführten Anastomosierung vom Patienten vorübergehend mit den Unannehmlichkeiten eines Kunstafters sowie mit einem zweiten technisch schwierigen Eingriff zur Wiederherstellung der Darmkontinuität und damit neuen Risiken sowie verlängerter Hospitali-

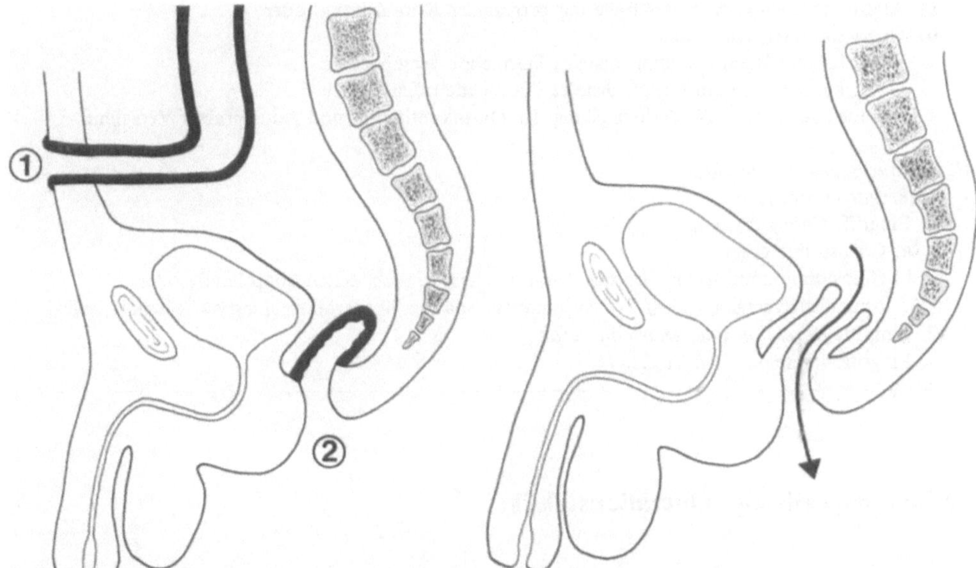

Abb. 12. Schema der Operation nach Hartmann. (1) Endständiger Sigma-Anus, (2) blind verschlossener Rectum-Stumpf

Abb. 13. Schema der transrectalen Drainage

sationsdauer und vermehrten Kosten bezahlt. In kritischen Situationen ist dieses Vorgehen prognostisch aber allen anderen Maßnahmen überlegen [Rodkey, 1969; Miller, 1971; Allgöwer, 1973; Laimon, 1974].

Steht ein ausgesprochener *Ileus* im Vordergrund, und ist der Zustand des Patienten so ernst, daß lediglich ein entlastender Eingriff in Aussicht genommen wird, so ist es unlogisch, den Noteingriff mit einer ausgedehnten Revision des Abdomens zu verbinden. Hier mag ein mehrzeitiges Procedere angezeigt sein, wobei sich bei uns als erster Schritt eine breit angelegte primär eröffnete Cöcostomie mit direkter Haut-Schleimhautanastomose bewährt hat (s. Kapitel V/7.).

Die sofortige Entlastung des überblähten Dickdarms bringt im fortgeschrittenen Ileus eine rasche Besserung des Allgemeinzustandes und ist einer verzögerten Darmeröffnung vorzuziehen. Eine Dickdarmentlastung im Ileus kann auch durch eine seitlich angelegte Colostomie unmittelbar oral der Stenose erreicht werden; nur selten einmal ist ein doppelläufiger Anus in Betracht zu ziehen. Bei Hindernissen im linken Hemicolon und Sigmoid vermeiden wir eine Kotableitung am Transversum, sofern dieser Darmabschnitt für eine spätere Wiederherstellung der Darmkontinuität noch in Frage kommt.

Die Operationstaktik bei Colonresektionen kann also schematisch wie folgt dargelegt werden:

Tabelle 15. Operationstaktik bei Colonresektionen

A. *Befund ohne wesentliche Stauung und ohne septische Zeichen:*
Resektion und primäre Anastomosierung (evtl. mit ⅔-Spaltung des M. sphincter internus)

B. *Bei lokalen oder allgemein septischen Komplikationen:*
Entfernung des malignen oder entzündlichen Tumors und
a) Anastomose (in etwa ⅓ der Fälle mit proximaler Kotableitung) oder
b) Operation nach Hartmann
   — bei langem Rectumstumpf: distales Darmende verschließen;
   — bei kurzem Rectumstumpf: distales Darmende offen lassen;
   eventuell sekundäre Wiederherstellung der Darmkontinuität und Anus praeter-Verschluß

C. *Bei ausgesprochenem Ileus:*
Mehrzeitiges Vorgehen
1. Eingriff: *Colonableitung*
   a) Cöcostomie oder
   b) Colostomie unmittelbar oral des Tumors, meist seitlich, selten doppelläufig oder
   c) Anus transversalis, sofern Transversum für spätere Wiederherstelllung nicht benötigt wird
2. Eingriff: *Resektion und Anastomosierung*
3. Eingriff: *Verschluß der Kotfistel*

---

3. Tumorspezifische Operationstaktik

Überzeugende Statistiken von Barnes (1969), Cole (1969) sowie Turnbull (1969) beweisen einerseits die intraluminale, andererseits die hämatogene und lymphogene Tumorverschleppung durch das Trauma der Operation. Desquamierte Tumorzellen aus dem Darmlumen können aber auch — mit Handschuhen und Instrumenten verschleppt — zur peritonealen Aussaat, zu einem Anastomosenrezidiv sowie zu einer Metastasierung in die Weichteile führen. Im Tierexperiment läßt sich die Dissemination von Tumorzellen während Darmanastomosen simulieren und gleichzeitig die Wirksamkeit von Gegenmaßnahmen studieren. Keinen Effekt auf die Tumorimplantation zeigen dabei die Verwendung von Kochsalzspüllösungen der Bauchhöhle, verschiedene Chemotherapeutica, intraperitoneale Jodspülungen sowie das Einbringen von Bakterien in die Bauchhöhle; wirksam gegen Anastomosenrezidive sind jedoch jodiertes Nahtmaterial und gegen peritoneale Tumoraussaat die Spülung der Bauchhöhle mit niedrig-molekularem Dextran, Bestrahlung der Bauchhöhle, Verhütung von Verschmutzung mit Darminhalt oder in die Bauchhöhle eingebrachte radioaktive Substanzen [Cohn, 1971].

Ob die Spülung der Bauchhöhle mit niedrig-molekularem Dextran auch klinisch vor peritonealer Tumordissemination bewahrt, ist noch ungewiß.

Bei allen Resektionen wegen Dickdarmcarcinoms empfehlen sich deshalb die folgenden tumorspezifischen Maßnahmen:

1. Präliminäre Ligatur des Gefäß-Stiels, der zum Resektionsgebiet führt.

2. Abbinden des zu- und wegführenden Dickdarmschenkels, jedoch — falls durchführbar — nicht in unmittelbarer Tumornähe.

3. Geringstmögliche Traumatisierung des Tumorgebietes; dieses sollte durch Umhüllung mit einer Kompresse vor der direkten Berührung möglichst geschützt werden. Abbinden des Darmes und Einhüllen des Tumors sind oft kombinierbar.

4. En bloc-Resektion des tumorbefallenen Darmes, Mesocolons und allenfalls von Nachbarorganen.

5. Reinigung der zur Anastomose verwendeten Darmschenkel durch Irrigation oder tropfendnasse Tupfer; Auswischen der Resektionsfläche mit Karbolalkohol.

V. Operationstechnik

1. Zugänge

Eine adäquate Dickdarmoperation verlangt einen genügend großen Zugang, was schon bei der Lagerung und insbesondere bei der Abdeckung von Anfang an berücksichtigt werden muß. Bei Operationen am Rectosigmoid ist ausgesprochene Trendelenburg-Lagerung hilfreich; diese wird durch fern vom Armplexus angebrachte Schulterstützen erreicht. Bei sehr adipösen Patienten sollte der Operationstisch schräg gestellt werden können. Ebenso ist eine vollständige Relaxation der Bauchdecken, vor allem für die Operationen am linken Hemicolon erforderlich.

Für die *rechtsseitige Hemicolektomie* bewährt sich die quere bzw. leicht schräge rechtsseitige Mittelbauchlaparotomie unter Durchtrennung des rechten Rectus abdominis (s. Abb. 14). Eine Erweiterung nach links unter Durchtrennung des linken Rectus kann ohne weiteres erfolgen, ist aber selten notwendig (s. Abb. 15). Der rechte quere bzw. leicht schräge Zugang verschafft gute Übersicht und heilt ausgezeichnet. Ist allenfalls eine ausgedehnte oder gar eine subtotale Colektomie unvermeidlich, so empfiehlt es sich, die rechtsseitige Incision etwas schräg von oben außen nach unten median laufen zu lassen, damit die Verlängerung nach links und diejenige nach unten je in einem Winkel von 120 Grad zueinander stehen (s. Abb. 16). Eine solche Incision gibt drei sehr gut durchblutete Weichteillappen, durchtrennt ein Minimum an Muskeln und verschafft besten Überblick.

Segmentresektionen am Transversum werden am besten durch eine quere Laparotomie angegangen (s. Abb. 17). Sieht man sich eventuell veranlaßt, die Resektion auf das linke Hemicolon auszudehnen, ist ein beidseits leicht schräg gestellter Schnitt ratsam (s. Abb. 15) mit der Möglichkeit der Verlängerung in der Mediane nach unten.

Für die *linksseitige Hemicolektomie* sowie für die *Sigmasegmentresektion* eignet sich die untere mediane Laparotomie, die nach oben links um den Nabel herum und zum linken Rippenbogen zieht (s. Abb. 18). Auch hier besteht der Vorteil des Zuganges darin, daß an Muskulatur lediglich der Rectus zu durchtrennen ist, so daß ein Minimum an Muskeln und Nerven geopfert wird und insbesondere die Obliquusmuskulatur intakt bleibt.

Nur bei sicher auf das Sigmoid beschränkten Eingriffen bei alten Leuten wird ein direkter Zugang in Form eines queren oder leicht schräg gestellten linksseitigen Unterbauchschnittes vorgeschlagen.

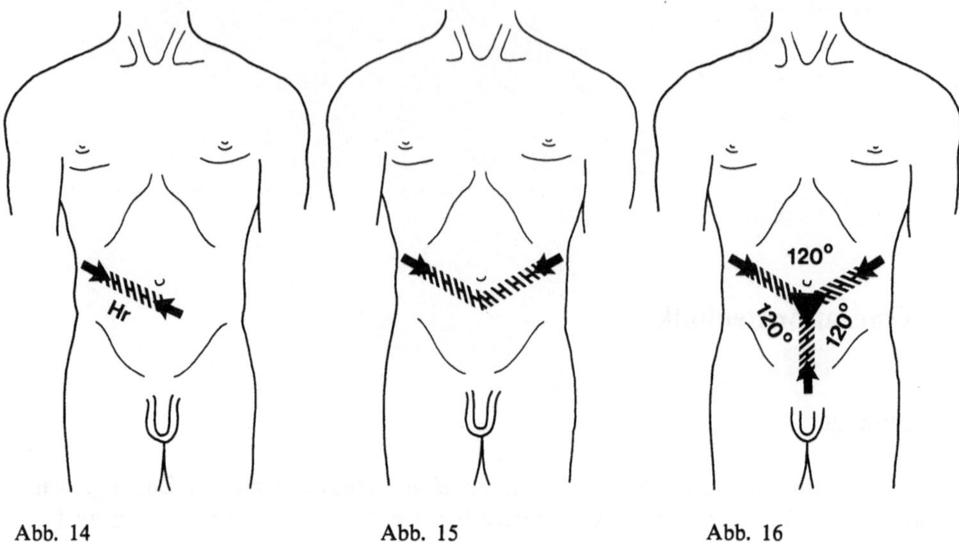

Abb. 14   Abb. 15   Abb. 16

Abb. 14. Typische Hautincision für die Hemicolektomie rechts

Abb. 15. Erweiterung des Schnittes von Abb. 14 nach links

Abb. 16. Mögliche Erweiterung der Incision von Abb. 15 oder Abb. 18 unter bestmöglicher Erhaltung der Bauchdeckendurchblutung

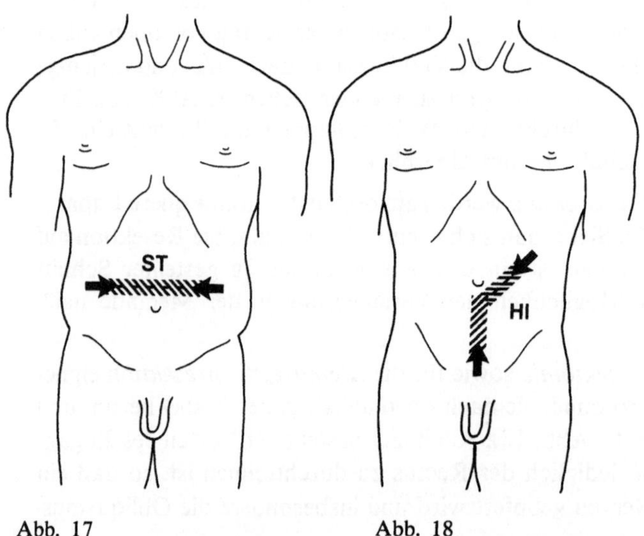

Abb. 17   Abb. 18

Abb. 17. Incision für Segmentresektion des Colon transversum

Abb. 18. Hautincision für die linksseitige Hemicolektomie

2. Die typischen Colektomien

Im folgenden werden nun die typischen Colektomien am Beispiel der Radikalresektion bei Tumor kurz geschildert. Macht hingegen ein gutartiges Leiden eine Dickdarmresektion notwendig, empfiehlt es sich, die ernährenden Hauptgefäße soweit wie möglich zu erhalten.

a) Hemicolektomie rechts

(Abb. 19)

Eine der Tumorausbreitung genügende Resektion bei Carcinom des rechten Colons umfaßt alle durch die Arteria mesenterica superior versorgten Dickdarmabschnitte wie Coecum, Colon ascendes, rechte Colonflexur, rechte Hälfte des Transversums einschließlich des terminalen Ileums, wobei die Gefäßäste möglichst nahe des Ursprungs ligiert werden sollten. Muß die Arteria colica media geopfert werden, so wird das Colon transversum an der linken Flexur abgesetzt, dort, wo sicher noch pulsierende Arkaden der Arteria mesenterica inferior nachweisbar sind. Im Falle eines Tumors von Coecum und Ascendens werden als Gefäß-Stiel einerseits die Arteria ileocolica und andererseits der rechte Ast der Arteria colica media sowie die entsprechenden Venen aufgesucht und ligiert. Dann erfolgt durch Einschneiden des Peritoneums lateral des Darmes mit wenigen Griffen die Ablösung des rechten Hemicolons vom Retroperitoneum, so daß der Tumor oral und aboral durch Unterbindung des Darmlumens und Einhüllen abgedeckt werden kann. Anschließend werden die wichtigsten retroperitonealen Gebilde identifiziert, nämlich Ureter und Duode-

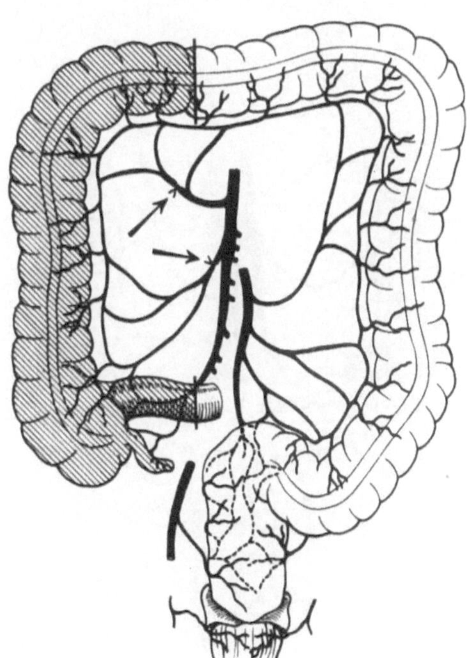

Abb. 19. Die typische rechtsseitige Hemicolektomie im Schema (Ligatur des rechten Astes der A. colica media, der A. colica dextra und der A. ileocolica)

num. Skeletierung des Ileums, Durchtrennen des großen Netzes nahe an der Arteria gastroepiploica und Skeletieren des Mesocolons sowie Durchtrennung von Dick- und Dünndarm an den vorgesehenen Resektionsstellen beenden die Ausösung. Das offen durchtrennte Ileum sowie das Transversum sind bereit zur Anastomose. Ein Auslaufen von Stuhl wird durch weiche Darmklemmen oder durch atraumatische Umschnürung des Darms verhindert.

b) Segmentresektion aus dem Transversum
(Abb. 20)

Vorerst wird der für eine adäquate Tumorresektion benötigte Keil festgelegt, der Gefäß-Stiel aus der Arteria colica media identifiziert und ligiert sowie das Darmlumen beidseits des bedeckten Tumors unterbunden. Daraufhin können der Mesocolonteil reseziert und die beiden Flexuren nach Incision des Peritoneums durch Abschieben mobilisiert und anastomosiert werden. Eine Segmentresektion aus dem Transversum stellt aber bei malignen Tumoren die Ausnahme dar; meist entschließt man sich dabei eher zur Hemicolektomie rechts oder links.

c) Hemicolektomie links
(Abb. 21)

Kommt bei linksseitigem Coloncarcinom eine kurative Resektion in Frage, so wird die Vena mesenterica inferior möglichst nahe am Pankreasrand ligiert, die Darmlu-

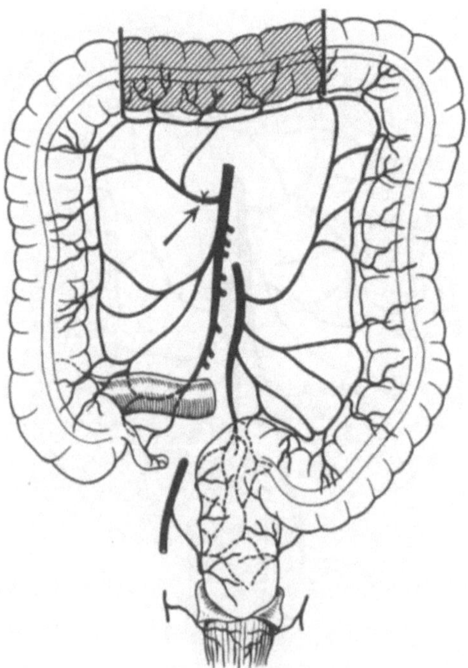

Abb. 20. Die Segmentresektion des Colon transversum im Schema (Ligatur der A. colica media)

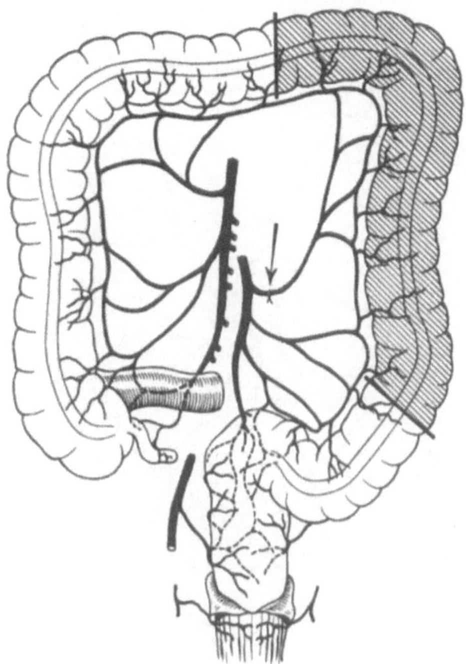

Abb. 21. Schematische Darstellung der linksseitigen Hemicolektomie (A. colica sinistra ligiert)

mina proximal und distal des Tumors abgebunden, der Tumor selbst mit einem Tuch
bedeckt und der Gefäß-Stiel der Arteria mesenterica inferior direkt an der Aorta
dargestellt. Wenn die Tumorsituation die Opferung des Gefäß-Stiels der Arteria
mesenterica inferior notwendig macht, so ist zu bedenken, daß oft nur der Rectumstumpf und das untere Sigmoid von der Arteria haemorrhoidalis media et inferior
genügend mit Blut versorgt werden, sobald die Arteria haemorrhoidalis superior
durchtrennt ist. Ist ein längerer Sigmoidstumpf erwünscht, und läßt sich dies mit
einer radikalen Tumoroperation vereinen, so kann die Gefäßligatur an der Arteria
colica sinistra gelegt und die sorgfältig freipräparierte Verbindung zwischen Arteria
mesenterica inferior und der Arteria haemorrhoidalis superior erhalten bleiben. Das
linke Hemicolon wird dann nach Incision des lateralen Peritoneums unter Abschieben des Mesocolons und Hochheben mobilisiert und en bloc zusammen mit dem
betroffenen Lymphdrainagesystem reseziert. Das mobilisierte Colon transversum
mit sicher pulsierenden Gefäßarkaden kann nun für die Anastomosierung mit dem
Sigma oder Rectosigma Verwendung finden.

d) Sigmoidresektion

(Abb. 22)

Bei sehr übersichtlichen Verhältnissen oder bei kritisch kranken Patienten, denen nur
ein Minimaleingriff zumutbar ist, und insbesondere bei langem Sigmoid, ist die
Beschränkung der Resektion auch bei Tumor auf das Sigmoid vertretbar, weil dann
ebenso tumortaktisch operiert werden kann wie bei den anderen Dickdarmabschnit-

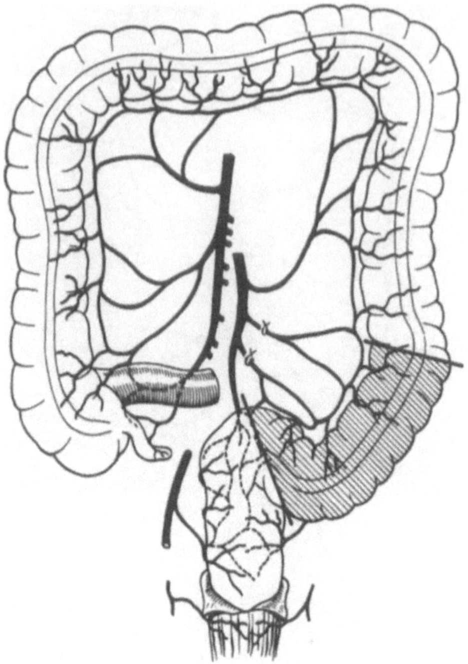

Abb. 22. Die Sigmasegmentresektion unter Erhaltung der Aa. haemorrhoidales im Schema

ten. Je nach Tumorsituation erfolgt die Gefäßligatur an der Arteria mesenterica inferior oder im Bereiche der Arteria sigmoidalis unter Respektieren der Arteria haemorrhoidalis superior. Das Abbinden des Darmes zur Verhütung der intraluminalen Tumorausbreitung und das Bedecken des Tumors mit nachheriger Mobilisierung des Sigmoids erfolgen wie beim übrigen Dickdarm. Bei erhaltener Arteria haemorrhoidalis superior kann ein relativ langer distaler Sigmastumpf belassen bleiben; sonst ist das Sigmoid bis fast zum Douglasschen Raum zu resezieren. Die spannungsfreie Anastomosierung mit dem Colon descendens ist nur unter ausgiebiger Mobilisierung desselben bis über die linke Colonflexur hinaus zu erzielen. Bei unterbundener Arteria mesenterica inferior ist die Vascularität des oralen Endes besonders genau zu prüfen. Fehlt das Pulsieren der Arkaden, so muß ebenfalls die linksseitige Hemicolektomie und nicht die Sigmoidresektion durchgeführt werden. Aus diesem Grund wählen wir auch für die Sigmoidresektion den gleichen Zugang wie für die Hemicolektomie links, um gegebenenfalls nicht Zugeständnisse machen zu müssen, die man dann meist 6—8 Tage nach der Operation schwer bereut.

e) Resektion im recto-sigmoidalen Übergang (Anterior-Resektion)
(Abb. 23 und 24)

Nach Beurteilung der Tumorsituation wird über die Höhe der Gefäßligatur entschieden. Bei drüsenfreiem Gefäß-Stiel reicht die Unterbindung der Arteria haemorrhoidalis superior an ihrem Abgang aus der Arteria mesenterica inferior aus, so daß die sigmoidalen Gefäße nicht geopfert werden müssen. Es sollen hier aber keine Kom-

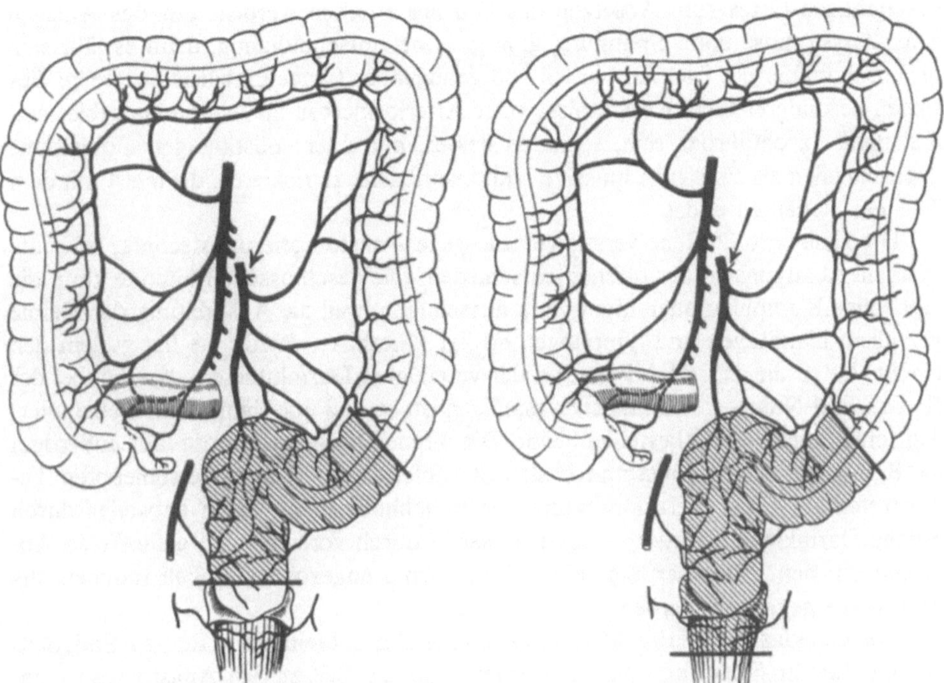

Abb. 23. Sigmasegmentresektion bei Ligatur der
A. mesenterica inferior im Schema

Abb. 24. Anterior-Resektion im recto-sigmoidalen Übergang schematisch

promisse eingegangen werden, denn bei ungenügend vascularisiertem Sigmoid steht
mobilisiertes Colon descendens oder auch das Colon transversum für eine spannungsfreie Anastomose mit dem Rectumstumpf zur Verfügung. Das Darmlumen
kann vorerst lediglich gegen oral abgebunden werden. Es schließt sich jetzt die typische Mobilisierung des Rectums im präsacralen Planum und ventral des Rectums
die Incision des Peritoneums und das Abschieben des Rectums von der Blase bzw.
von der Samenblase an. Die Anterior-Resektion ist nur dann anzustreben, wenn
distal vom Tumor 5 cm tumorfreies Rectum und Mesorectum reseziert werden können. Durch diese Mobilisation wird oft ziemlich viel Tumormaterial nach unten in
das Lumen des an sich tumorfreien Rectums vorgetrieben. Deshalb ist die Resek-
tionsstelle des Rectums besonders vorsichtig zu reinigen. Jeder gut ernährte Colonabschnitt läßt sich nun mit dem einwandfrei vascularisierten Rectumstumpf zu-
verlässig vereinigen, sofern keine Spannung in Kauf genommen wird.

3. Technik der Colonanastomosierung

Eine gute Durchblutung und eine spannungsfreie Vereinigung der Darmenden sind
die wichtigsten Erfordernisse für das Gelingen einer Anastomose. Die Vascularität
kann durch atraumatisches Operieren, Schonung der notwendigen Gefäße und Wahl

des richtigen Ortes zum Absetzen des Darmes erhalten werden. Für das Anlegen einer Anastomose unter Spannung gibt es keine Entschuldigung, denn es läßt sich praktisch immer ein Dickdarmanteil von genügender Länge mobilisieren. Sollte dies wegen besonderer Gefäßverhältnisse oder Arteriosklerose im Abdominalgebiet einmal nicht durchführbar sein, so ist es besser, mit einer endständigen Colostomie abzuschließen als eine frühe massive Nahtinsuffizienz zu riskieren, die meist mit dem Tod des Patienten endet.

Die Diskussion, offene versus geschlossene Anastomosierungstechnik, ist heute weitgehend zugunsten der offenen entschieden. Die geschlossene Methode kann die septischen Komplikationen nicht ganz ausschalten, weil die Ausbreitung der Keime vor allem hämatogen und lymphogen erfolgt [Gierhake, 1970]; sie hat zudem den Nachteil, daß die genaue Adaptation der vereinigten Darmlumina — speziell bei der End-zu-End-Naht — nicht zu bewerkstelligen ist, so daß über längere Zeit eine unerwünschte Stenosierung bestehen bleibt. Die offene Darmanastomose läßt außerdem die Reinigung des aboralen und oralen Stumpfes von allfälligen verschleppten Tumorresten zu. Einer Verschmutzung der Bauchhöhle kann dabei entweder durch weiche Darmklemmen oder — noch besser — durch vorsichtig im gefäßfreien Abschnitt um den Darm herumgeführte feine, wenig angezogene Nabelbändchen aus dem Wege gegangen werden.

Von den klassischen drei Möglichkeiten der Darmvereinigung (End-zu-End, Seit-zu-Seit, End-zu-Seit) kann gesagt werden, daß die Seit-zu-Seit-Anastomose technisch am einfachsten, die End-zu-End-Vereinigung biologisch aber am vorteilhaftesten ist. Auch bei Vermeidung größerer Blindsäcke kommt es bei der Seit-zu-Seit-Vereinigung doch meistens wieder zu Blindsackbildungen, die dann ihrerseits Anlaß zum sogenannten „Blindsack-Syndrom" mit Dysbakterie, Durchfällen und Resorptionsstörungen geben. Wo immer möglich, ist deshalb die End-zu-End-Anastomose vorzuziehen. Mit Ausnahme der Anterior-Resektion, wo sich einerseits das proximale Darmende durch die Lage der Gefäßarkade spontan zur seitlichen Vereinigung anbietet und andererseits eine sehr breite Rectumampulle mit einem englumigen Sigmoid günstig durch eine Seit-zu-End-Anastomose mit kurz gehaltenem blinden Schenkel vereinigen läßt, bevorzugen wir bei allen anderen Lokalisationen die End-zu-End-Technik. Dieses Vorgehen gibt selbst bei Ileotransversostomie trotz Dysparität des Lumens zu keinen Schwierigkeiten Anlaß.

Was die eigentliche Nahttechnik anbetrifft, stellen verschiedene experimentelle Arbeiten das klassische Lembert-Prinzip, d. h. die einstülpende sero-seröse Naht, stark in Frage.

Poth hat 1968 eine durchschneidende, adaptierende, einschichtige Darmnaht („end-on crushing bowel suture") empfohlen; wird nämlich ein Allschichtknoten etwas zu kräftig angezogen, so zeigt ein Blaßwerden des Gewebes an, daß die Mikrozirkulation im Knotenbereich gestört ist. Wird jedoch derart stark gezogen, daß der Faden durchschneidet, bleiben in der Naht nur einige wenige Kollagenfasern zur direkten Adaptation der Darmenden zurück, und die ehemals anämische Stelle wird wieder rot. Die gute Wirkung dieser unorthodoxen Technik auf die Durchblutung der Anastomose wurde experimentell bewiesen und klinisch sollen damit Anastomoseninsuffizienzen zur Seltenheit geworden sein [Poth, 1968].

Herzog hat am Rattendarm die invertierende, die evertierende und die auf Stoß adaptierte Naht verglichen. Bei mikroangiograpischer Untersuchung waren die Ge-

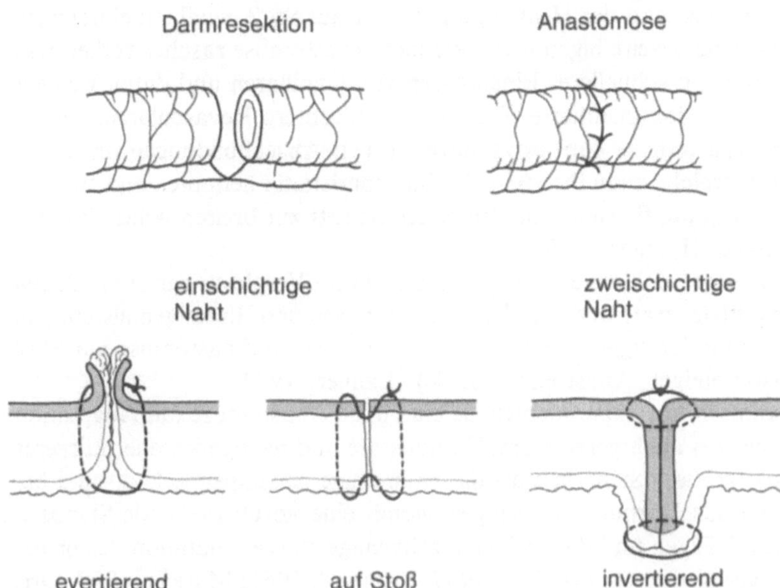

Abb. 25. Evertierende und invertierende Darmnaht sowie Anastomose auf Stoß (end-on) im Schema (nach Herzog, 1973 und 1974)

Abb. 26. Verhalten der Zugfestigkeit der Darmanastomose in den ersten 3 Wochen postoperativ im Tierexperiment bei evertierender, invertierender und Auf-Stoß-Naht (nach Herzog, 1973 u. 1974)

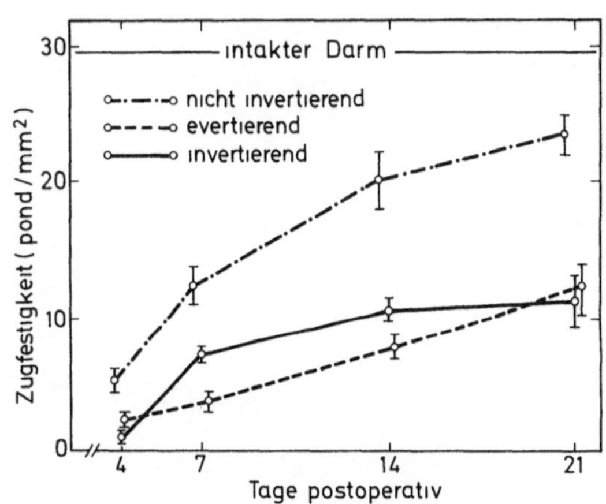

fäßanastomosen bei der Anastomose auf Stoß am schnellsten wieder hergestellt. Die Reißfestigkeit dieser Naht übertraf signifikant diejenige der beiden anderen in den frühen Phasen der Heilung [Herzog, 1974] (s. Abb. 25 u. 26).

Daß eine mehrschichtige Colonanastomose gegenüber der einschichtigen Naht nur eine Zunahme von Stenosen und Ödem bringt, jedoch die Nahtinsuffizienz nicht verhindert, wurde auch von anderen Autoren bestätigt [McAdams, 1970; Thorbeck, 1971].

Langer hat experimentell die ein- und zweireihige Naht bei je 10 Hunden nach Dickdarmresektion erprobt und anschließend den postoperativen Verlauf sowie die Heilung der Anastomose histologisch und mikroangiographisch nachkontrolliert;

dabei stellte sich heraus, daß der Heilvorgang bei der auf Stoß genähten einreihigen
Naht im Gegensatz zur zweireihigen invertierenden Anastomose rascher verlief, was
sich vor allem durch ein schnelleres Einsprossen von Capillaren und durch weniger
entzündliche Infiltrate dokumentierte. Durch die schlechtere Revascularisation bei
der zweireihigen Anastomose kam es zu intramuralen Abszeßbildungen mit klein-
sten Insuffizienzen, welche dann ihrerseits die Darmperistaltik hemmten und zu einer
relativen Stenosenneigung führten, was den ersten Schritt zur breiten Anastomoseninsuffizienz darstellte [Langer, 1974].

Auch klinisch zeigte sich die einreihige Colonnaht im Vergleich zur zweireihigen
sowohl in der Insuffizienzrate und Häufung von Stenosen und Blutungen als auch in
der Letalität eindeutig überlegen (Letalität bei der einreihigen Anastomose auf Stoß
2,6%, bei der zweireihigen Anastomose 5,1%) [Langer, 1974].

Damit gibt klinisch und experimentell die einreihige Anastomose mit Adaptation
Schicht auf Schicht bei niedrigerer Komplikationsrate und nachgewiesener kürzerer
Heilungsdauer die größere Sicherheit als die zweireihige einstülpende Naht und beeinträchtigt zudem das Darmlumen weniger, womit eine vorübergehende Stenosierung in den ersten 7 Tagen und dadurch eine zeitweilige starke Dilatation des proximalen Darmteils vermieden wird [Beling, 1957, Bronwell, 1967; Marella, 1967; Orr,
1967; Allgöwer, 1971; Herzog, 1973; Langer, 1974].

Die von uns geübte Nahttechnik ist somit einreihig und allschichtig mit Adaptation auf Stoß, indem sie Serosa, Muscularis und Submucosa erfaßt (s. Abb. 27

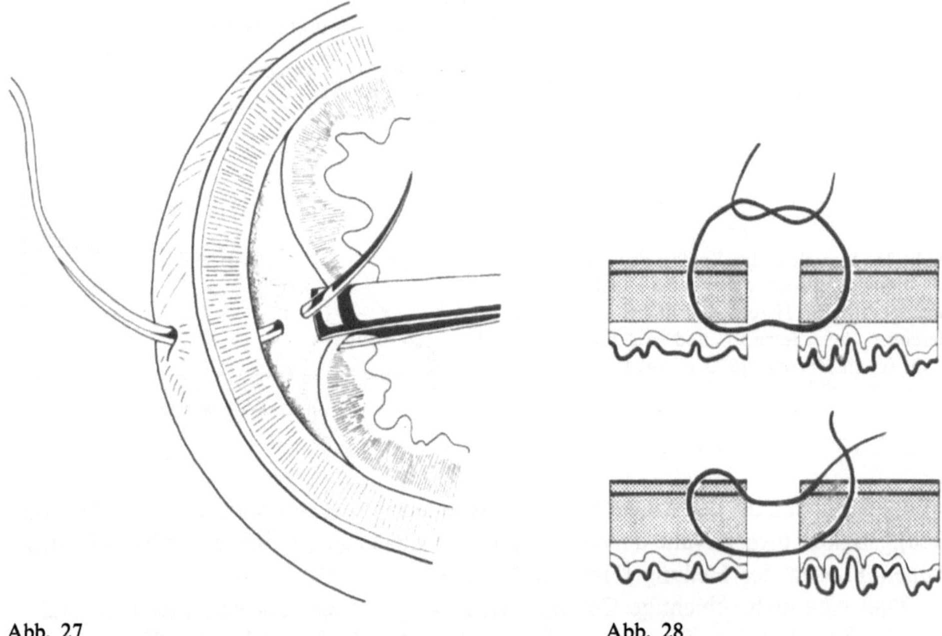

Abb. 27   Abb. 28

Abb. 27. Schematische Darstellung der Stichführung bei einreihiger Allschicht-Darmnaht, wobei die
Mucosa knapp noch mitgefaßt wird

Abb. 28. Schema der einfachen Allschicht-Einzelknopfnaht (oben) und Rückstichnaht (unten) bei einreihiger Darmanastomose im Schema; die letztere wird bei wulstiger Darmwand, die sich schlecht
adaptiert, vorgezogen

u. 28). Wo immer beweglicher Darm zu vereinigen ist, erlaubt das Prinzip des mesenterialen und antimesenterialen Fadens zwei „Vorderwandnähte". Handelt es sich um wenig beweglichen Darm (rectosigmoidaler Übergang), so erfolgt die Hinterwandnaht im Lumen durch Rückstichnaht, die Vorderwandnaht in üblicher Weise. Auch diese Naht vom Lumen her ist somit im eigentlichen Sinne einreihig und allschichtig. Sie durchsticht die Mucosa bei der intraluminalen Hinterwandnaht ganz.

Es ist aber ohne weiteres zuzugeben, daß eine vorsichtig ausgeführte zweischichtige Naht, deren Mucosaanteil lediglich eine Adaptation bewirkt, weniger stenosierend sein kann als eine grob ausgeführte, stark einstülpende Einschichtnaht. Es scheint wenig ratsam, den Anfang der einschichtigen End-zu-End-Technik gleich bei dem schwierigsten Objekt, der Ileotransverso-Anastomose mit großem Lumenunterschied, zu machen. Es ist zweifellos besser, die Nachteile einer gewissen Blindsackbildung bei der Seit-zu-Seit-Anastomose in Kauf zu nehmen, als Stenosierung oder Nahtinsuffizienz zu riskieren. Anzahl der Nahtreihen und Art der Anastomosierung treten in ihrer Bedeutung gegenüber der Vascularität und der Spannungsfreiheit der vereinigten Darmenden weit in den Hintergrund [Allgöwer, 1971].

Als Nahtmaterial verwenden wir in der Regel einen feinen, nicht resorbierbaren, gezwirnten Faden (4—0 Nylon oder 4—0 Seide), in neuerer Zeit gelegentlich Polyglykolsäure oder Vicryl, soweit es sich um eine intraluminale Naht handelt.

Im einzelnen erfolgt die Anastomosierung nach Colonresektion im mobilisierbaren Colon wie folgt:

Als erstes wird mesenterial eine seromusculäre Naht gelegt und die Fadenenden mit je einer Klemme markiert. Anschließend wird eine antimesenteriale Naht gesetzt, geknüpft, mit einer Klemme gefaßt und leicht angespannt. Zwischen dem einen Schenkel der mesenterialen und antimesenterialen Knopfnaht kann nun durch seromusculäre Knopfnähte eine saubere Vorderwandnaht End-zu-End auf Stoß gelegt werden. Wird Dickdarm mit Dünndarm vereinigt, ist es wichtig, daß am Colon jeweils ein etwas breiteres Wandstück gefaßt wird als am Dünndarm. Ist diese Nahtreihe beendet, so können alle Fäden bis auf die antimesenteriale Naht abgeschnitten werden. Man greift danach die am anderen Ende der Mesenterialnaht haftende Klemme, rotiert den Darm um 180 Grad und kann dann wiederum eine Vorderwandnaht in genau gleicher Weise durchführen. Nach Fertigstellung der Anastomose wird man feststellen, daß sich die vorher eventuell ungleichen Darmlumina weitgehend angeglichen haben. Die beiden vereinigten Darmteile werden nun durch Wegnahme der weichen Klemme oder Entfernung der Umschnürung freigegeben, und es erfolgt die Vernähung des Mesenterialschlitzes (s. Abb. 29a—f).

Ein spezielles Wort verdienen die tiefen Sigmaanastomosen und die Anterior-Resektion. Hier ist der „Trick" mit der 180 Grad-Rotation des Darmes zur zweimaligen Vorderwandnaht nicht durchführbar. Sobald die Naht der Hinterwand Schwierigkeiten bietet, empfiehlt sich die Naht vom Lumen her. Nach unserer Erfahrung kann man auch dabei einschichtig bleiben. Früher hatten wir dazu Chromcatgut gebraucht, waren dann aber längere Zeit auch intraluminal zum nicht resorbierbaren Material übergegangen, ohne daß nachteilige Folgen aufgetreten wären. Heute verwenden wir für intraluminale Nähte Polyglykolsäure.

Bei Anastomosen tief im kleinen Becken ist es von Vorteil, die Fäden der Hinterwand vorerst zu legen. Ist die Nahtreihe zum Knüpfen bereit, wird das proximale

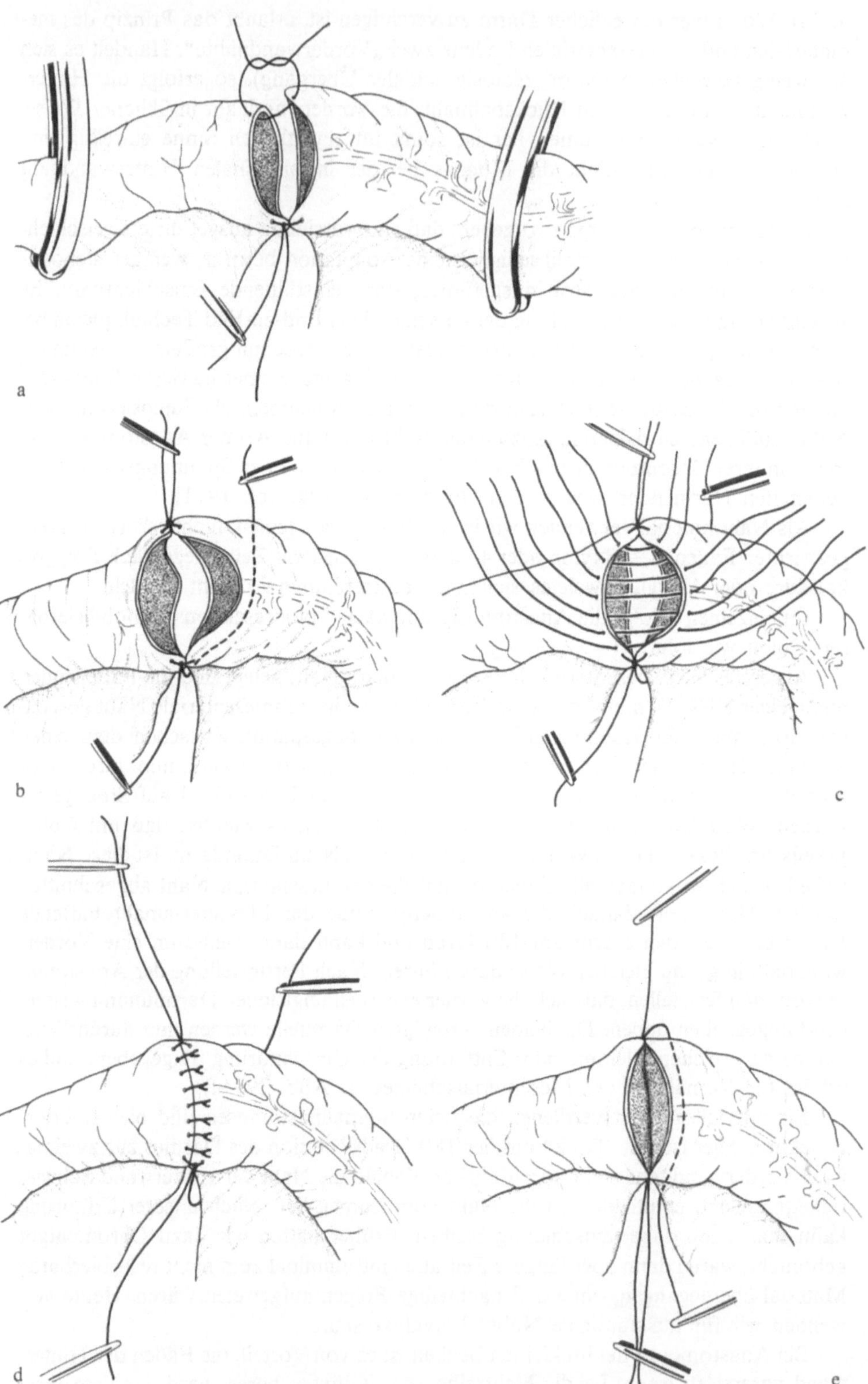

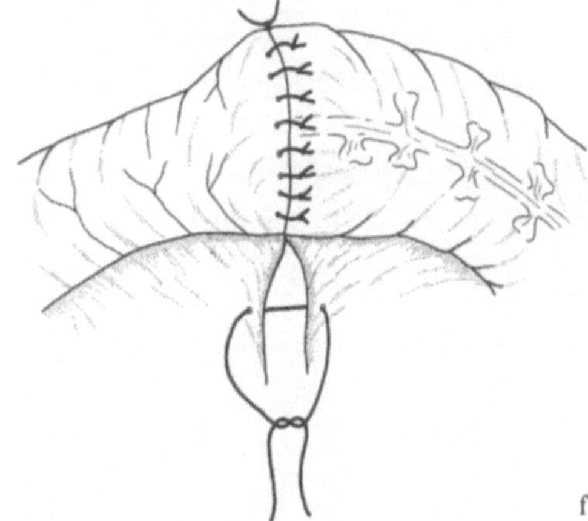

Abb. 29 a–f. Schematische Darstellung einer einreihigen End-zu-End-Anastomosierung am Beispiel einer Ileo-Transversostomie

a. Eine mesenteriale und antimesenteriale Naht ist gelegt. Die Darmlumina sind hier mittels weichen Klemmen zum Schutze der Wunde vor Verschmutzung durch Darminhalt abgedichtet

b. Die mesenteriale Naht ist geknüpft und die beiden Fadenenden an je eine Klemme genommen. Nach Knoten der antimesenterialen Naht wird mit der einreihigen Allschicht-Vorderwandnaht begonnen

c. Die Lumendisparität wird durch Aufteilung des Abstandes der Einzelknopfnähte bei der Anastomosierung weitgehend ausgeglichen (die Fäden werden laufend geknüpft!)

d. Nach Beendigung der Vorderwandnähte wird durch Rotation des Darmes um 180 Grad erreicht, …

e. …, daß auch die 2. Nahtreihe als „Vorderwand"-Naht gelegt werden kann

f. Nach Vollendung der Darmanastomose wird die mesenteriale Lücke durch Einzelknopfnähte verschlossen

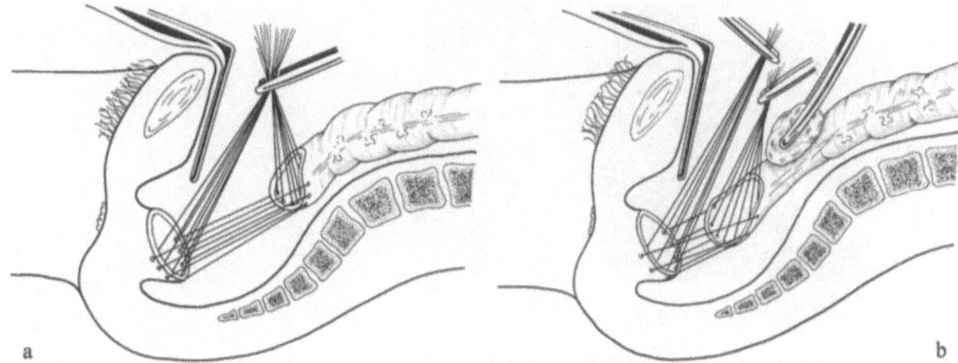

Abb. 30 a und b. Technik bei tiefer rectosigmoidaler Anastomose

a. Die Hinterwandnähte sind als einreihige Allschicht-Rückstichnähte vom Lumen her gelegt

b. Entlang den angespannten Fäden wird der zu vereinigende proximale Darmteil mit einem Tupfer wie auf einer Seilbahn bis zur Adaptation der Hinterwand in die Tiefe geschoben und dann die Fäden geknüpft. Die seromuskuläre einreihige Vorderwandnaht beendet die Anastomosierung

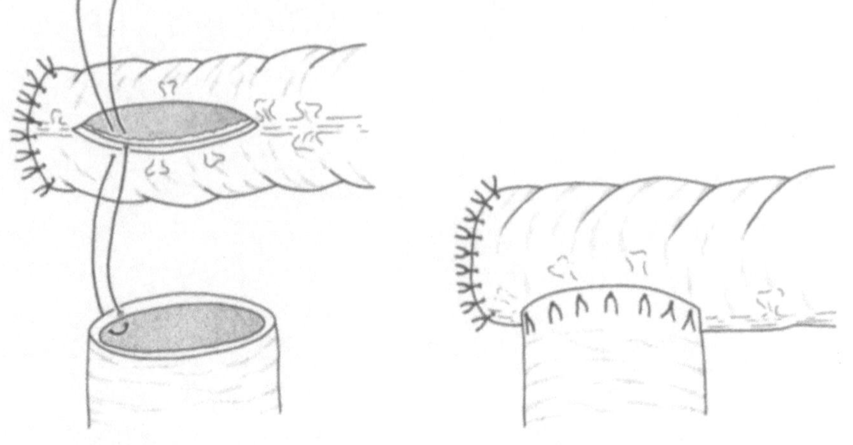

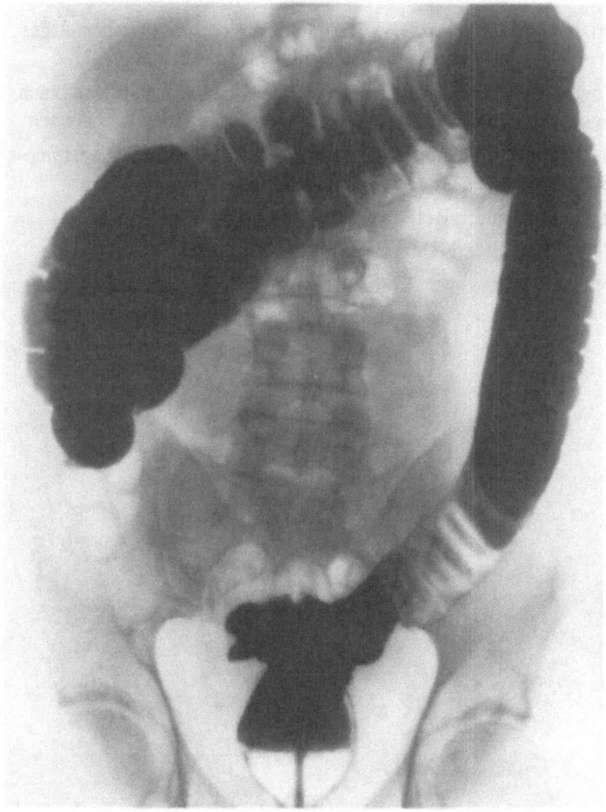

Abb. 31 a–c. Beispiel einer End-zu-Seit-Anastomosierung

a. Die Hinterwandnaht wird vom Lumen her mittels Rückstichnaht einreihig und allschichtig gestochen

b. Die einreihige Allschicht-Vorderwandnaht (evtl. als Rückstichnaht) beendet die Anastomosierung

c. Röntgenologisches Beispiel einer Seit-zu-End-Anastomose mit kurzgehaltenem blinden Schenkel nach Anterior-Resektion wegen Carcinoms

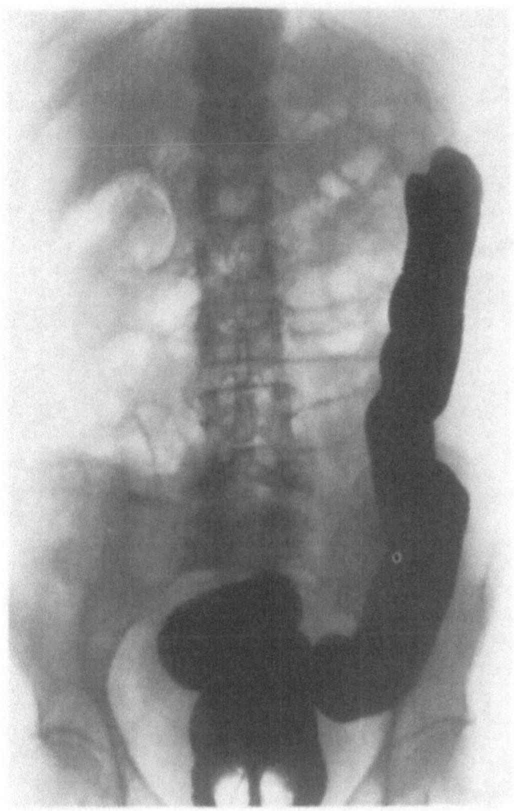

Abb. 32 a

Abb. 32 a–i. Beispiel einer Dickdarmresektion bei Tumor

a. Präoperativer Holzknecht-Kontrastmitteleinlauf mit praktisch totaler Stenose im Bereiche der linken Colonflexur bei Carcinom

b. Tumorpaket en bloc mit Milz und Pankreasschwanz bereit zur Einhüllung in Tücher und Abbinden der Darmlumina zur Verhütung der peroperativen Dissemination von Carcinomzellen

c. Peroperatives Bild des eingehüllten Tumorpaketes mit abgebundenen Darmlumina

d. Stechen der mesenterialen seromuskulären Naht (die Resektionsebene zur Eröffnung der bei der Colonresektion mit Klammern verschlossenen Darmlumina ist gestrichelt eingezeichnet)

e. Vor der Anastomosierung werden die eröffneten Darmlumina durch Auswischen mittels eines mit Karbolalkohol befeuchteten Gazetupfers gereinigt

f. Die 1. mesenteriale seromuskuläre Naht der Dickdarmanastomose ist gelegt und die beiden Fadenenden an je eine Klemme genommen

g. Detailaufnahme der Nahttechnik bei der Dickdarmanastomose, die die Stichführung bei der einreihigen Allschichtnaht zeigt (vgl. Abb. 27!)

h. Das resezierte Tumorpaket mit nachträglich eröffnetem Darmlumen zur Demonstration der carcinomatösen Colonstenose im Bereiche der linken Flexur (en bloc-Resektion von Colon, Milz und Pankreasschwanz)

i. Die 10 Tage nach Segmentresektion durchgeführte röntgenologische Kontrolle zeigt eine ungestörte Passage bei kaum mehr erkennbarer, intakter Anastomose

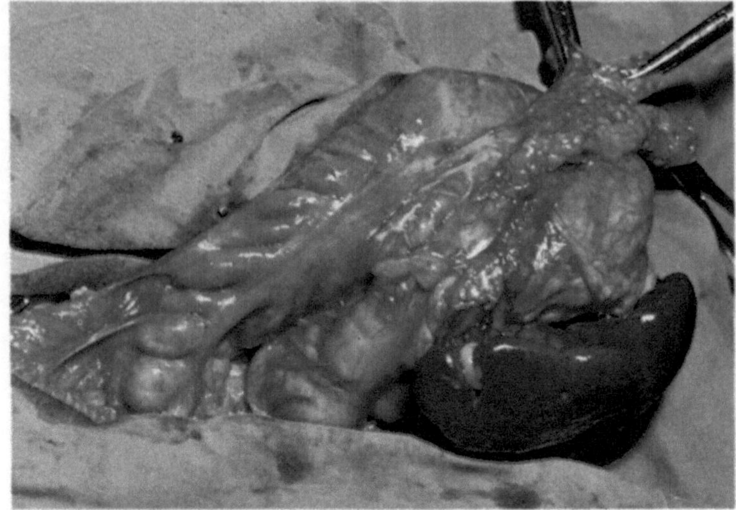

Abb. 32 b

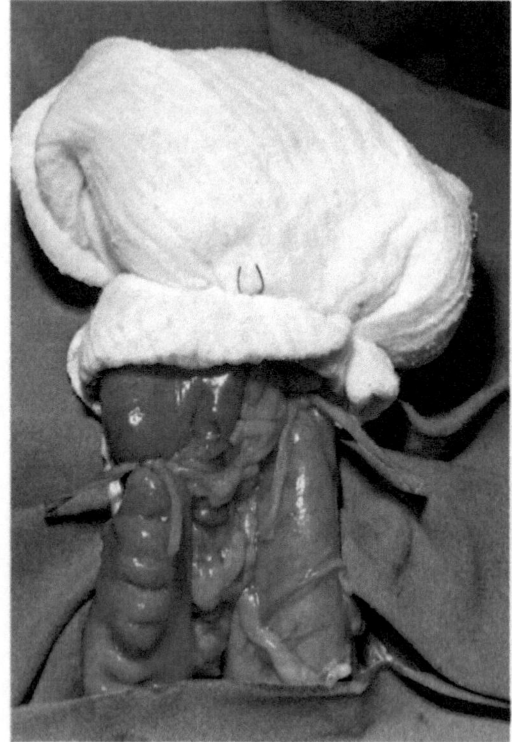

Abb. 32 c

Darmende mit einem Tupfer entlang den Fäden, wie auf einer Seilbahn, nach unten gestoßen, bis es der distalen Resektionsfläche anliegt, und dann die Hinterwand geknotet (s. Abb. 30a u. b).

Bei der Anterior-Resektion ist oft ein wesentlicher Lumenunterschied gegenüber dem zu anastomosierenden Colon vorhanden. Da die Dehnbarkeit des Colons recht

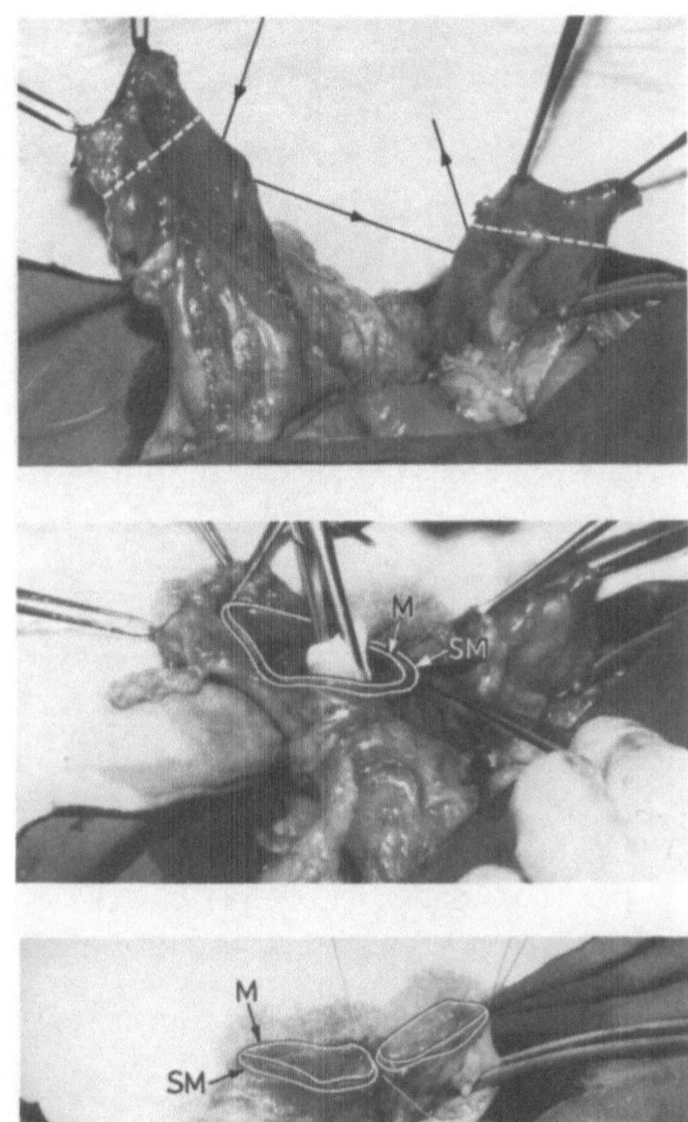

Abb. 32 d

Abb. 32 e

Abb. 32 f

beschränkt ist, scheint es unter Umständen zweckmäßiger, eine Seit-zu-End-Anastomose vorzunehmen, da diese zudem der Lage des Darmes bzw. seiner Befestigung
am Mesocolon besser entspricht. Der blinde Schenkel des Colons muß dann aber
kurzgehalten werden. Die Anastomosierung erfolgt vorteilhaft im Bereiche einer
Tänie. Die Hinterwandnähte sollen ebenfalls vom Lumen her gelegt werden wie bei

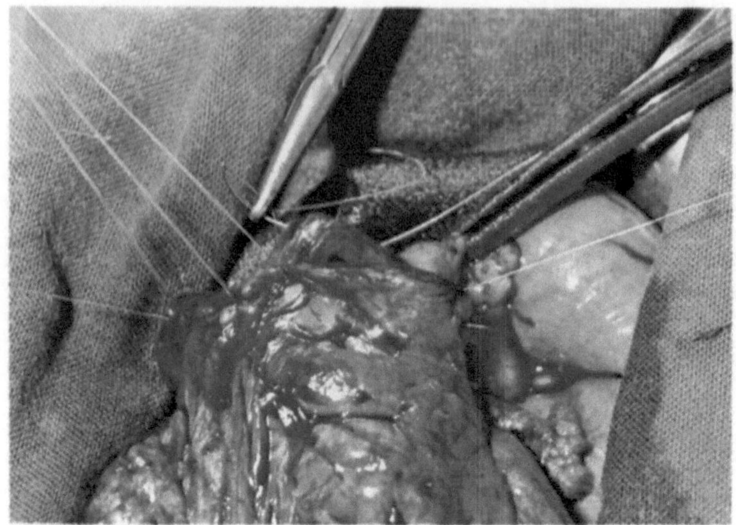

Abb. 32 g

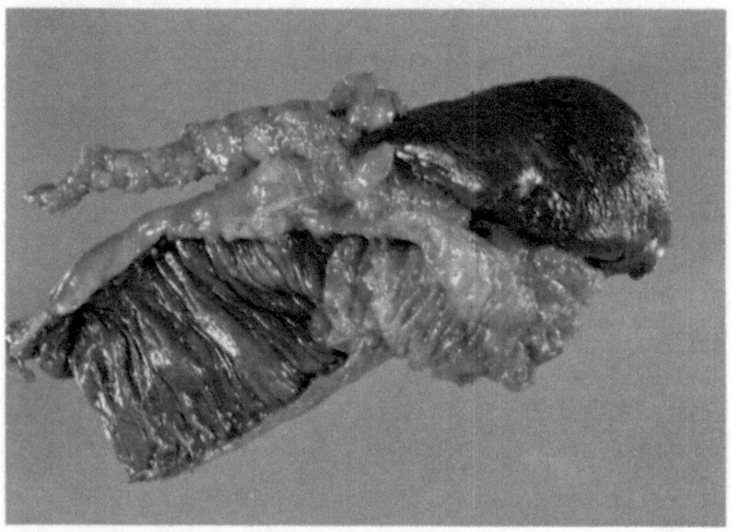

Abb. 32 h

der End-zu-End-Anastomose. Die Vorderwand wird mit tiefgreifenden seromuskulären Nähten vereinigt, ohne zu versuchen, die Darmwand einzustülpen (s. Abb. 31 a—c).

Resektionen beim Diverticulitisdarm lassen lediglich eine End-zu-End-Vereinigung der muskelverdickten Darmwandung zu. Diese Naht muß sehr subtil angelegt werden, damit die Vascularität nicht gefährdet wird.

Gewissermaßen als Zusammenfassung des bereits Gesagten und als Illustration zeigen die Abb. 32a—i den Verlauf einer als Wahloperation durchgeführten Dickdarmresektion, und die Abb. 33 a—c demonstrieren eine notfallsmäßige Colonresektion im Ileus mit primärer Anastomosierung.

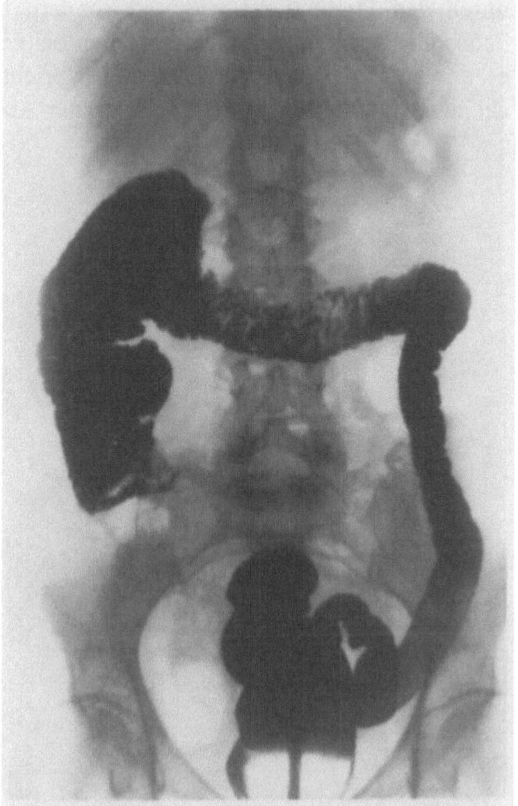

Abb. 32 i

4. Drainage nach Colonresektionen

Drains sollen eine unerwünschte Ansammlung von schädlichem Material, meist Sekret, Eiter oder Faeces, verhindern oder nach außen ableiten. Eine Drainage kann prophylaktisch, also zum Beispiel bei noch intakter Anastomose ohne Eiterung, oder therapeutisch nach Absceß und Anastomoseninsuffizienz eingelegt werden. Während jedermann einer therapeutischen Anwendung zustimmt, ist die prophylaktische Verwendung von Drains zumindest nicht unumstritten. Die Drainage ist nämlich nicht immer ganz ungefährlich. Komplikationen können einerseits der Drainagetechnik und andererseits dem Drain per se angelastet werden. Hin und wieder werden aus dem Stichkanal für das Drain Blutungen gesehen; wird eine solche intraoperativ bemerkt, ist eine blutstillende Behandlung problemlos. Tritt diese jedoch postoperativ auf, kann meistens kaum entschieden werden, ob die Blutungsquelle in der Bauchdecke oder intraabdominell liegt, und eventuell wird dem Patienten unnötigerweise eine Relaparotomie zugemutet. Gelegentlich ist auch schon ein Drain unbemerkt in der Wunde verlorengegangen. Ein Gummidrain vermag seine Umgebung mechanisch zu schädigen und sei es auch nur, indem er die Durchblutung herabmindert. Er dient zudem einwachsenden Bakterien als Wegbereiter, so daß eine Infektion

durch den Drain nicht verhütet, sondern im Gegenteil häufig verursacht wird.
Schließlich kann es zu Schwierigkeiten bei der Entfernung des Drains kommen, sei
es, daß er sich nicht ziehen läßt, daß er bricht oder daß bei Anwendung von Gewalt
ein innerer Schaden, beispielsweise an der Anastomose, gesetzt wird. Monate später

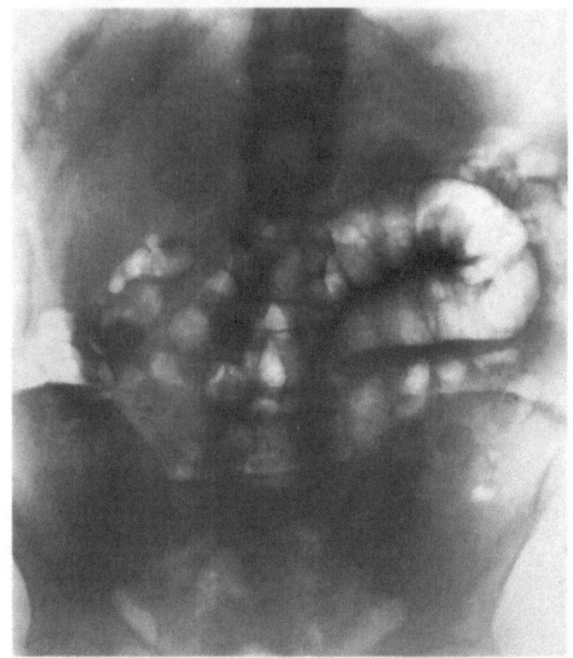

a

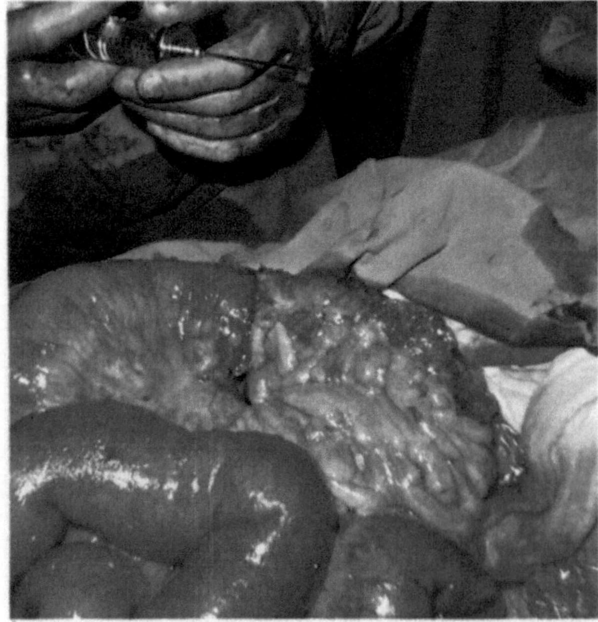

b

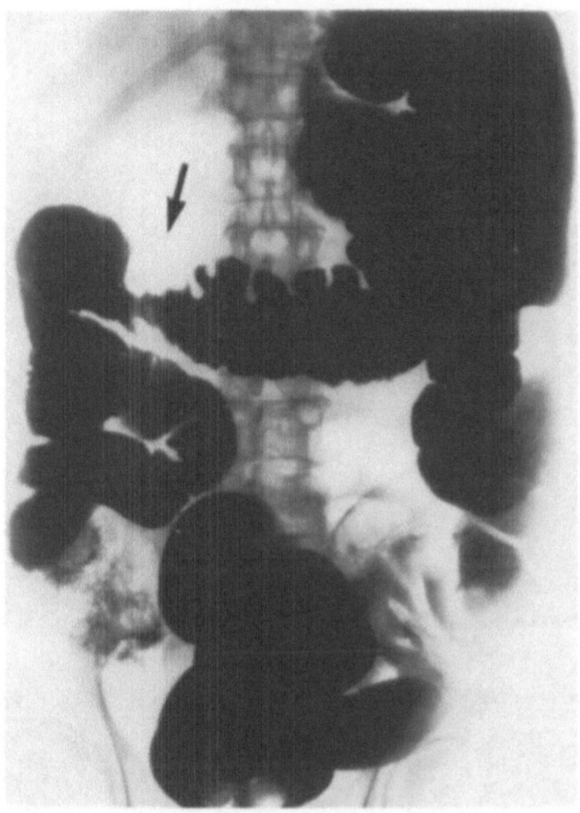

c

Abb. 33 a—c. Beispiel einer notfallmäßigen Colonresektion im Ileus
a. Abdomen-Übersichtsaufnahme im Stehen bei Dünndarmileus wegen stenosierenden Carcinoms im Bereiche des Colon ascendens
b. Ileo-Transversostomie mittels einreihiger Allschichtnaht nach rechtsseitiger notfallmäßiger Hemicolektomie im Ileus wegen Carcinoms (in der Hand des Operateurs die Spritze mit Polybactrin-Lösung zur Spülung und Befeuchtung der Wundflächen)
c. Röntgenologische Anastomosenkontrolle 10 Tage nach notfallmäßiger rechtsseitiger Hemicolektomie und Ileo-Transversostomie mit intakter, infolge postoperativer Schwellung noch wenig aufweitbarer Anastomose (im Bild mit Pfeil markiert)

noch macht sich dann unter Umständen an der Incisionsstelle eine Bauchwandhernie oder ein Narbenkeloid als Spätkomplikation der Drainage bemerkbar. Die größte Gefahr der prophylaktischen Drainage liegt darin, daß diese eine falsche Sicherheit gibt, indem eine ausgedehnte Nahtinsuffizienz oder eine schwere intraabdominelle Blutung oft nicht in Betracht gezogen wird, solange der Drain dafür keine Hinweise zutage gefördert hat. Dabei ist erwiesen, daß gerade bei der generalisierten Peritonitis ein Drain (nicht ein Spüldrain) innerhalb 6 Stunden durch Verklebung von der Bauchhöhle ausgeschlossen und damit ineffektiv werden kann [Duthie, 1972]. Auf die Drainage ist also kein Verlaß. Nur eine ununterbrochene genaue klinische Überwachung vermag in diesen Fällen die Indikation zur Relaparotomie noch rechtzeitig zu geben, bevor ein nicht wieder gutzumachender Schaden entstanden ist.

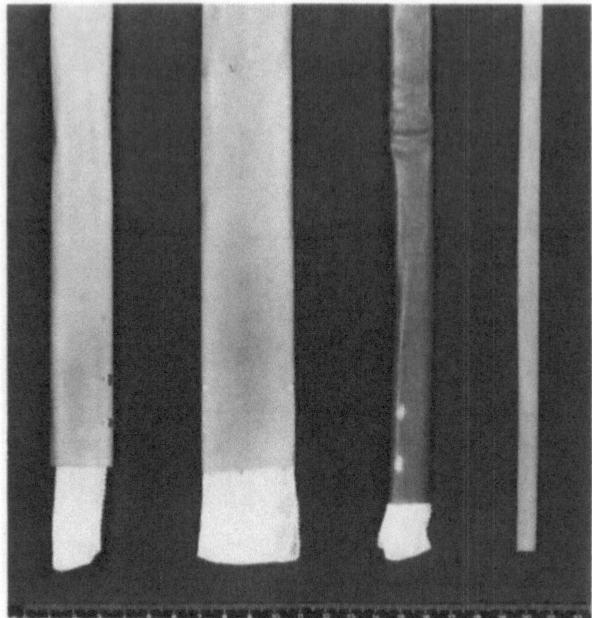

Abb. 34. Beispiele von weichen Docht-Drains (Penrose-Drains)

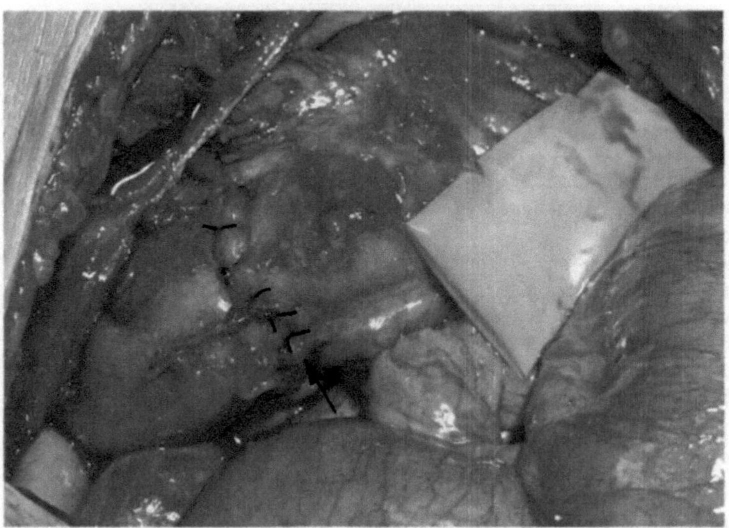

Abb. 35. Ein Penrose-Dochtdrain liegt in der Nähe (nicht auf) der (kaum sichtbaren) Dickdarmanastomose

Diese Gefahren sind jedoch praktisch zu umgehen, wenn bei geeigneter Technik ein weiches Docht-Drain (= Penrose-Drain) (s. Abb. 34) eingelegt wird. Wir sind deshalb der festen Überzeugung, daß in die Nähe jeder Dickdarmanastomose eine Drainage mit weichem Docht-Drain gehört. Dabei muß aber Sorge getragen werden, daß das Penrose-Drain nicht direkt auf die Anastomose gelegt wird, da diese sonst nicht in der gewünschten Art mit der unmittelbaren Umgebung verklebt (s. Abb. 35).

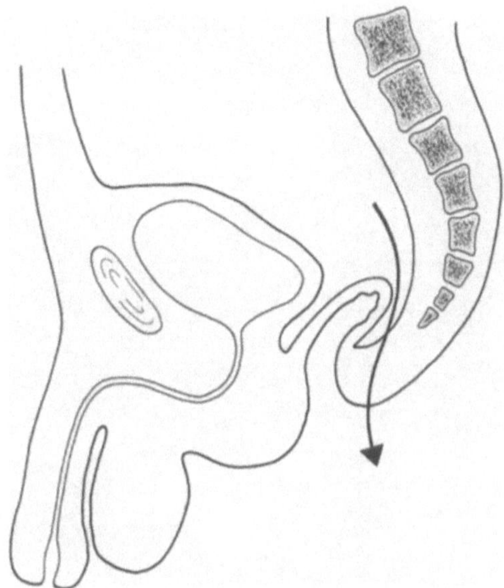

Abb. 36. Schema der pararectalen Drainage

Dieser Fehler verursachte wahrscheinlich bei den Hundeversuchen von Manz die ungünstigen Resultate mit einer Häufung von Fisteln nach Dickdarmanastomosen unter Drainage [Manz, 1970]. Der Penrose-Drain zeigt sonst kaum schädliche Wirkungen, ist dagegen bei Nahtinsuffizienz lebensrettend. Er wird am 6. postoperativen Tag etwas gelockert und am 8. postoperativen Tag entfernt.

Besonders wichtig ist die Penrose-Drainage bei der Anterior-Resektion. Hier wird sie hinter dem Rectum entlang dem Sacrum nach unten geführt und pararectal herausgeleitet (= pararectale Drainage: s. Abb. 36). Man benützt dazu eine vom Abdomen her stumpf durch den hinteren Anteil des Musculus levator ani bzw. den Beckenboden herausgeführte und duch eine Gegenincision von unten sichtbar gemachte Kornzange, welche das Drain faßt und in die Wundhöhle zieht. Diese Drainage gibt bei allfälliger Nahtinsuffizienz die Gewißheit eines guten Abflusses und erlaubt bei befriedigenden Anastomosenverhältnissen den Verzicht auf eine ableitende Colostomie. Das Peritoneum kann dann oberhalb von Drain und Anastomose dicht verschlossen werden. Das Drain selbst wird mittels einer Hautnaht am Perineum gesichert.

Die bei der rechten und linken Hemicolektomie resultierenden denudierten retroperitonealen Flächen werden mit Vorteil ebenfalls durch ein Penrose-Drain sowie ein dickes Redon-Drain drainiert. Peritonealisierende Maßnahmen sind nicht erforderlich. Im allgemeinen ist in den ersten 48 Std eine nicht unerhebliche blutig-seröse Exsudation vorhanden, welche dank der Drainage nach außen gelangt und sich nicht in einen möglichen Infektionsherd umwandelt. Diese Drainage wird entfernt, sobald die Sekretion versiegt ist, also nach 2 bis 3 Tagen.

Es muß also unterschieden werden zwischen einem Infektionsdrain, der in die Nähe der Anastomose gebracht wird und 8 Tage liegen bleibt, und einem Blutungsdrain, der die denudierte Retroperitonealfläche kurzfristig drainiert und nach ca. 48 Std gezogen wird.

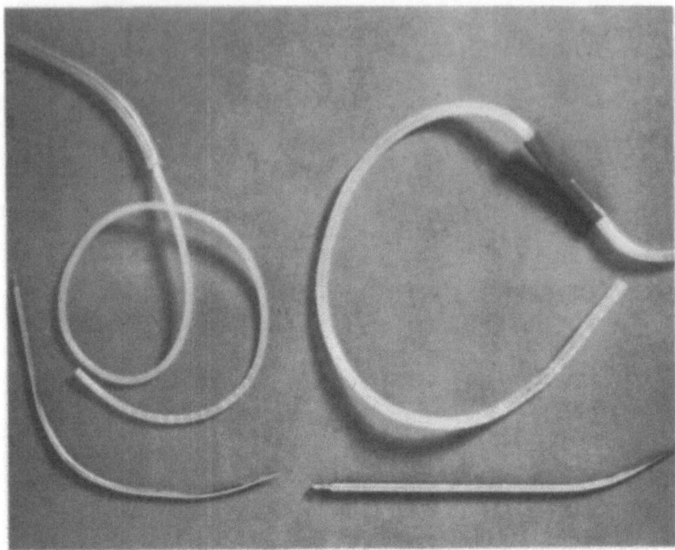

Abb. 37. Redon-Saugdrains mit entsprechenden Durchzugsspießen von verschiedener Dicke:
links   „Subcutan"-Redon   ($\varnothing$ = 3 mm)
rechts   „Bauch"-Redon   ($\varnothing$ = 4 mm)

Bei Verwendung von intraperitonealen Redon-Drains (s. Abb. 37), vor allem von größerem Kaliber, darf die Drainspitze keinesfalls zwischen Darmschlingen zu liegen kommen, sondern soll zum Beispiel der Bauchwand retroperitoneal anliegen. Wir haben nämlich in den letzten 5 Jahren postoperativ bei drei Patienten eine Dünndarmperforation gefunden, die wahrscheinlich von einer Darmwandschädigung durch die Redon-Spitze verschuldet worden war. Über einen ähnlichen Fall hatte auch Höpner (1973) berichtet. Im weiteren ist darauf zu achten, daß an intraperitonealen Redon-Drains nicht mit dem bei Weichteildrainagen sonst üblichen hohen Unterdruck gesaugt wird. Ein Druck von −50 cm Wassersäule ist für den gewünschten Effekt vollkommen ausreichend. Vor dem Entfernen von intraperitonealen Redon-Drains wird der Unterdruck aufgehoben, um möglichst nicht noch einen zusätzlichen Schaden durch das Drain infolge Zuges an angesaugten Darmteilen zu setzen [Cassoni, 1974].

5. Bauchdeckenverschluß

Große Bedeutung hat der zuverlässige Bauchdeckenverschluß. Dieser beschränkt sich auf die vordere und hintere Naht der Rectusscheide, soweit die Incisionen quer oder schräg verlaufen, und auf die Naht der Linea alba bei medianen Laparotomien. Dabei hat sich bei uns die Nahttechnik nach Everett (1970) mit einem Doppelfaden der Stärke 1 (bei adipösen Patienten Stärke 2) sehr bewährt. In neuerer Zeit haben wir als Nahtmaterial vor allem Polyglykolsäure verwendet, wodurch sich langwierige Fadenfisteln vermeiden lassen. Bei diesem Vorgehen wird eine fortlaufende Naht gelegt, die das Gewebe ca. 2 cm vom Wundrand entfernt weit faßt, wobei ein zu starkes Anspannen des Fadens und damit Strangulieren des Gewebes tunlichst zu vermeiden ist (s. Abb. 38 a). Bei Nahtbeginn sowie zum Abschluß der Naht wird der Knoten in die Tiefe versenkt und das Peritoneum lediglich im Unterbauch mit einigen Nähten adaptiert, im Oberbauch aber in die Naht der hinteren Rectusscheide miteinbezogen. Subcutannähte sind selbst bei fettreichen Bauchdecken unnötige Fremdkörper und werden in ihrer Funktion heute zweckmäßig durch die Redon-Drainage ersetzt.

Bei Platzbauchgefahr wird eine fortlaufende Ausziehnaht mit stärkstem monofilem, nicht resorbierbarem Faden vorgezogen, wobei die einzelnen Fäden abschnittsweise gestochen werden und jeweils ca. 8 cm Haut verschließen. Dabei wird ein in der Mitte mit Rundstielnadel versehener Doppelfaden an seinen beiden Enden mit großer Hautnadel nach außen gestochen und dort über einer Kunststofflochplatte fest verknüpft; es folgt dann die 3—4 cm Fascie oder Muskulatur, jedoch nicht die Haut fassende Allschichtnaht zum dichten, aber nicht zu satten Adaptieren des Gewebes. Nach 8 cm Distanz werden die beiden Fäden wieder separat nach außen geführt und über einer weiteren Platte mit aufziehbarer Doppelmasche geknüpft (s. Abb. 38 b).

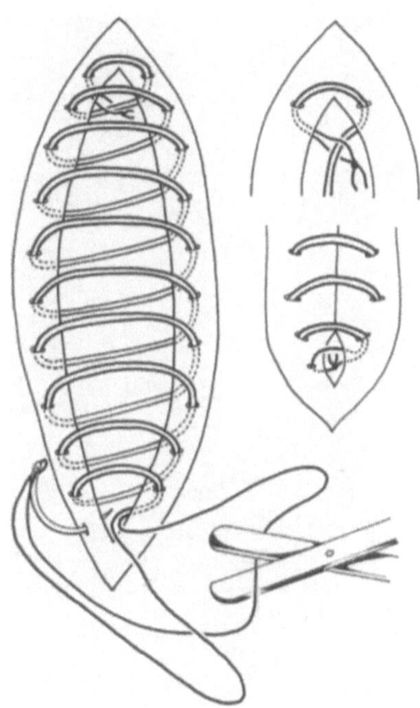

Abb. 38 a

Abb. 38 a und b. Schemata Bauchdeckenverschluß
a. Schema der Stichführung beim Bauchdeckenverschluß nach medianen Laparotomien mit einschichtiger breit-fassender fortlaufender Fasciennaht unter Verwendung eines gedoppelten Polyglykolsäure-Fadens der Stärke 1 oder 2 und Versenkung der Knoten an beiden Nahtenden
b. Bauchdeckenverschluß mit fortlaufender Ausziehnaht (nicht-resorbierbares Nahtmaterial) (nach Müller und Allgöwer, 1974)

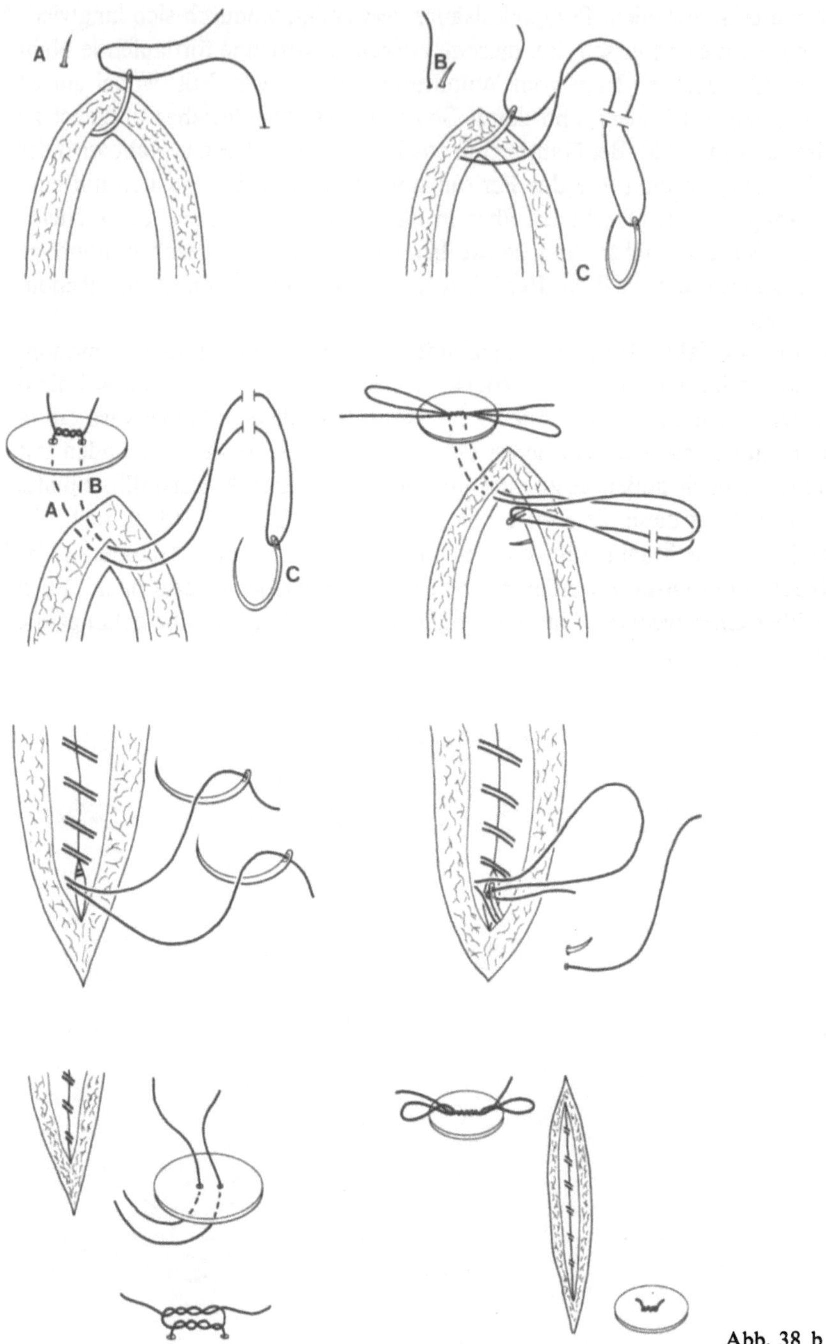

Abb. 38 b

Dem Hautverschluß wird ebenfalls große Sorgfalt gewidmet; in kritischen Fällen wenden wir ausschließlich die einseitige intracutane Rückstichnaht an, um den Wundlippen ein Maximum an Vascularität zu sichern. Das Geheimnis reizloser Wundheilung und schöner Narben liegt in der genauen dermalen Adaptation ohne

Traumatisierung der Wundränder durch die Pinzette und der Vermeidung von Einstülpungen. Die einseitige intracutane Rückstichnaht gewährleistet eine Zweipunktefixation unter Erhaltung der Vascularität. Der Knoten kommt dabei auf die besser durchblutete Wundlippe zu liegen; ist die Durchblutung seitengleich, werden die Nähte im allgemeinen alternierend gesetzt.

6. Nachbehandlung der Operationswunden

Aseptische Wunden werden am Ende der Operation für 24 bis 48 Std nach einer Schlußdesinfektion mit einem schmalen Mullstreifen bedeckt. Saugende Verbände sind lediglich dort gerechtfertigt, wo Sekret abgefangen werden muß. Im Prinzip sollen jedoch durch Verbände keine feuchten Kammern geschaffen werden, weshalb die Wundbehandlung bei allen aseptischen Wunden vom 2. postoperativen Tag an nur eine offene sein kann.

Drains können eventuell locker an die Haut angenäht werden. Auf Drainagestellen für Redons wird ein kleines eingeschnittenes Mullstückchen gelegt. Penrose-Drains müssen eine Dochtwirkung entfalten und sind deshalb mit saugendem Verbandmaterial zu versehen.

7. Entlastungsoperationen nach Dickdarmanastomosen

Nach Dickdarmanastomosen ist vielerorts zum Abschluß des Eingriffes die *manuelle Sphincterdehnung* üblich. Wir haben dieses blinde und schwer dosierbare Verfahren zugunsten der anatomisch sauberen und übersichtlichen *Spaltung der distalen* $\frac{2}{3}$ des inneren Sphincters [Rüedi und Allgöwer, 1970] verlassen. In der großen Mehrzahl der Fälle zeigt sich in Steinschnittlage ohnehin eine nicht unbeträchtliche Analpathologie im Sinne von Rhagaden, Fissuren und Hämorrhoiden, welche der frühen und schmerzfreien Defäkation im Wege stehen. Mit der $\frac{2}{3}$-Spaltung des inneren Sphincters nach Eisenhammer ist im allgemeinen eine mühelose und schmerzlose erste Stuhlentleerung zu einem baldigen Termin gewährleistet, was eine nicht unwesentliche Entlastung der Anastomose im Moment ihrer geringsten Reißfestigkeit, d. h. vom 4. bis 6. Tage, bedeutet [Allgöwer, 1971].

Eine neue Methode zur Colondekompression und Spülung vor, während und nach tiefer Rectosigmoid-Anastomose hat Alexander (1972) angegeben. Die Idee ist bestechend in ihrer Einfachheit. Vor dem sterilen Abdecken des Patienten wird ein weiches Darmrohr der Größe 24 mit einigen zusätzlich geschnittenen Löchern peranal ins Rectosigmoid vorgeschoben. Das Ende wird mit einem Y-Stück verbunden, an dessen eine Öffnung die Spülflüssigkeit (1000 ml physiologische sterile Natriumchlorid-Lösung mit 2,0 g Kanamycin und 100000 Einheiten Bacitracin) und an die andere Öffnung eine gewöhnliche Stuhlableitung mit Plastiksack angeschlossen werden. Die Spülflüssigkeit läßt sich nach Bedarf mittels einer Klemme dosieren. Vor der Resektion werden damit abgestoßene Tumorzellen und Bakterien aus dem Darmlumen ausgewaschen; während der Anastomosierung kann die Wunde gespült werden, und nach Beendigung der Darmnaht läßt sich deren Wasserdichtigkeit prüfen. Bei richtiger Lage der Katheterspitze (10—15 cm über der Anastomose) wird das Darmrohr anal an die Haut fixiert und der Katheter als postoperative Darmdekompression zur Offenhaltung des Darmlumens bis zum Einsetzen der Darmtätigkeit unter 4stündlicher Spülung mit 30 ml Neomycin-Kochsalzlösung für 4—6 Tage belassen. Dadurch läßt sich eine Entlastungsoperation anderer Art (Cöcostomie, Anus praeter) umgehen; auch ist eine Röntgenkontrolle der Anastomose jederzeit möglich. Alexander hat mit diesem Vorgehen keine Komplikationen und insbesondere keine Perforationen erlebt, die dem Katheter zuzuschreiben wären. Unserer Meinung nach ist jedoch eine Druckschädigung der Anastomose durch den Katheter nicht mit Sicherheit ausgeschlossen; immerhin ist dieses Procedere interessant genug, erprobt zu werden.

Sobald der geringste Zweifel an der glatten Ausheilungschance der Anastomose besteht, sollte man nicht zögern, eine wirksame Kotableitung oral der Anastomose hinzuzufügen, was sich auch insbesondere nach einer schwierigen Anterior-Resektion empfiehlt, eventuell ebenfalls nach linksseitiger Hemicolektomie. Die Wahl des Ortes der Einpflanzung eines Anus praeter in die Bauchhaut richtet sich einerseits

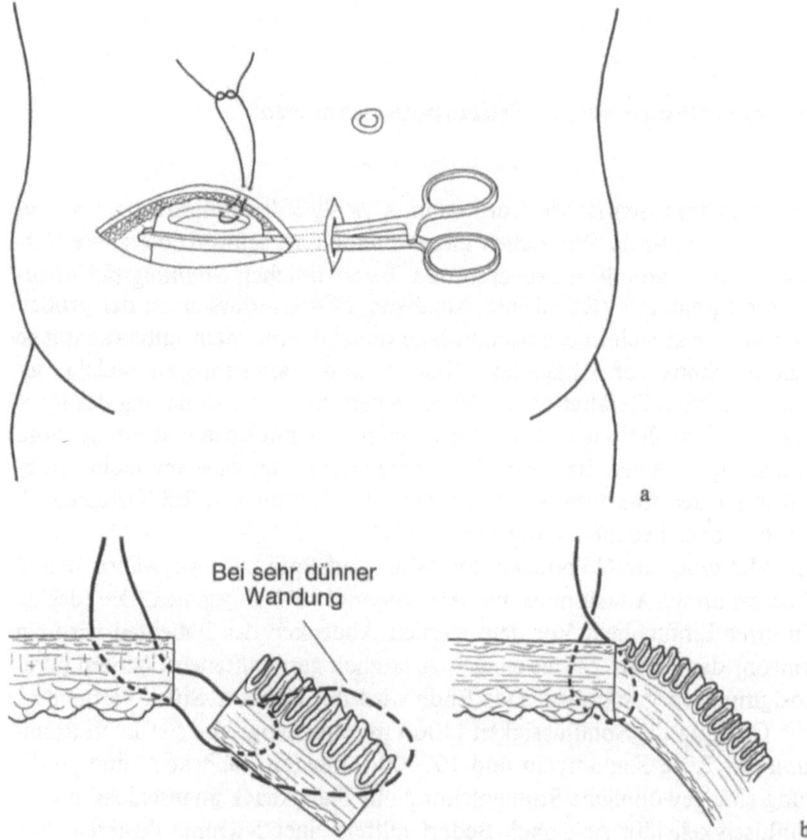

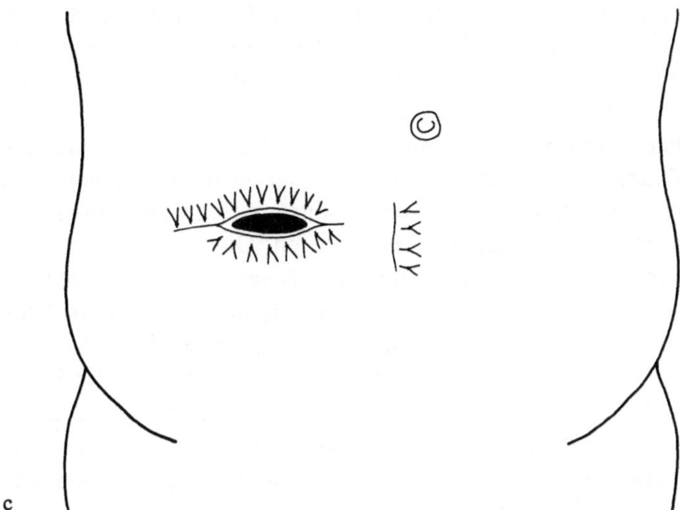

Abb. 39 a–c. Technik der breit offenen Cöcostomie
a. Durch einen Wechselschnitt im rechten Unterbauch wird die Cöcumwand vor die Bauchdecken gezogen und zur Verhütung einer peroperativen Wundverschmutzung mit einer durch eine separate Stichincision eingebrachten weichen Darmklemme vorübergehend abgedichtet; dann erfolgt die sofortige Eröffnung des Darmlumens und die direkte einreihige Haut-Schleimhautanastomosierung
b. Schema der direkten Haut-Darmnaht beim Einnähen einer primär eröffneten Kotableitung (Cöcostomie) mittels allschichtiger Rückstichtechnik
c. Die Cöcostomie ist vollendet und die weite Darmöffnung nach Zurückziehen der weichen Darmklemme freigegeben

nach der Ätiologie des Leidens und deren besondere Umstände, speziell aber danach, ob der für die Verwendung als Anus vorgesehene Darmabschnitt für einen späteren rekonstruktiven Eingriff noch zur Verfügung stehen muß, und andererseits nach pflegerischen Aspekten. Nach einer linksseitigen Dickdarmresektion sind in der Regel gegen einen temporären, doppelläufigen Anus praeter transversalis keine Bedenken anzumelden, sofern man den Eindruck hat, eine Cöcostomie reiche nicht aus. Allgemein gilt, daß die Darmöffnung nicht zu nahe bei Wunden oder Incisionen zu wählen ist; sie soll in einem Gebiet liegen, das leicht sauber gehalten werden kann und sich bei Körperbewegungen nicht allzu stark verändert, so daß abdichtende Maßnahmen durchführbar sind. Solche Regionen finden sich praktisch nur im rechten und linken Unterbauch sowie in der Mitte zwischen Nabel und Processus xiphoides.

Die *Cöcostomie* hatte früher einen schlechten Namen, da sie mit einer Mortalität bis zu 50% einherging. Dies rührte einerseits von der schlechten Ausgangslage des Patienten her, war aber andererseits auch technisch bedingt, indem es von der Cöcostomie aus bei unrichtiger Technik leicht zu Phlegmonen der Bauchdecke und zu Peritonitis kam. Die von uns angewandte operative Technik der breit offenen Cöcostomie läßt sich wie folgt beschreiben (s. auch Abb. 39a–c):

Mit einer relativ kleinen, queren Incision vom Rectusrand gegen lateral wird durch Spalten der Musculi obliqui und des Peritoneums das Coecum dargestellt. Es empfiehlt sich die Excision einer 1 cm breiten Hautspindel. Ist das Coecum stark überdehnt, wird — gesichert durch eine Tabaksbeutelnaht — mit einer dicken, langen Nadel möglichst viel Darmgas abgelassen. Von einer separaten Stichincision aus läßt sich eine weiche Darmklemme einführen und ein ausreichend großer Coecumabschnitt gegen den restlichen Dickdarm abdichten. Das Coecumlumen kann nun ohne Gefahr von Verschmutzung der Wunde eröffnet und sorgfältig mit Oxycyanat-Lösung oder Karbolalkohol gereinigt werden. Danach erfolgt die direkte Haut-Schleimhautnaht mit 4,0 Nylonnähten, welche durch die Haut in die Submucosa des Darmes und zurück zur Haut greifen. Diese Nähte werden in einem Abstand von 1 cm gesetzt und mäßig stark angezogen. Die Schleimhaut muß dabei das Niveau der äußeren Haut präzise erreichen, so daß die Subcutis bedeckt ist. Ist die Darmwandung sehr zart, so soll man nicht zögern, die Schleimhaut in die Naht einzubeziehen. Ein Annähen des Dickdarms an Peritoneum oder Fascie ist nicht notwendig. Nach Fertigstellung der Naht kann die weiche Darmklemme geöffnet und aus der separaten Stichincision herausgezogen werden. Die Cöcostomie ist nun breit offen. Gründliches Absaugen des Coecums und des Colon ascendens mit dem Brückerohr ist empfehlenswert.

Ist nach einer distalen Colonanastomose eine vollständige Stuhlableitung geplant, besteht natürlich kein Grund gegen die Verwendung von Colon transversum oder Sigmoid als Anus. Doppelläufige und einschenklige Anlage des Anus praeter erfolgt dann vorteilhaft durch runde oder leicht ovaläre separate Hautexcisionen. Hält man diese Öffnungen bis in das Abdomen hinein klein, genügt eine alleinige Haut-Schleimhaut-Anastomose, um den Darm solide zu fixieren (s. Abb. 40 und 41). Gegebenenfalls halten einige Knopfnähte den Darm an das Peritoneum. Beim

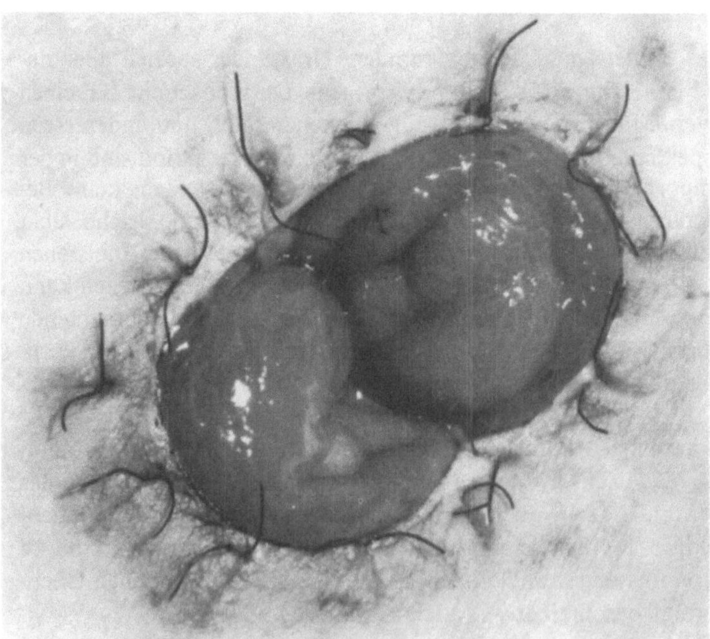

Abb. 40. Klinisches Bild eines direkt in die Haut eingenähten, primär eröffneten doppelläufigen Anus praeter naturalis (bereit zur Fadenentfernung)

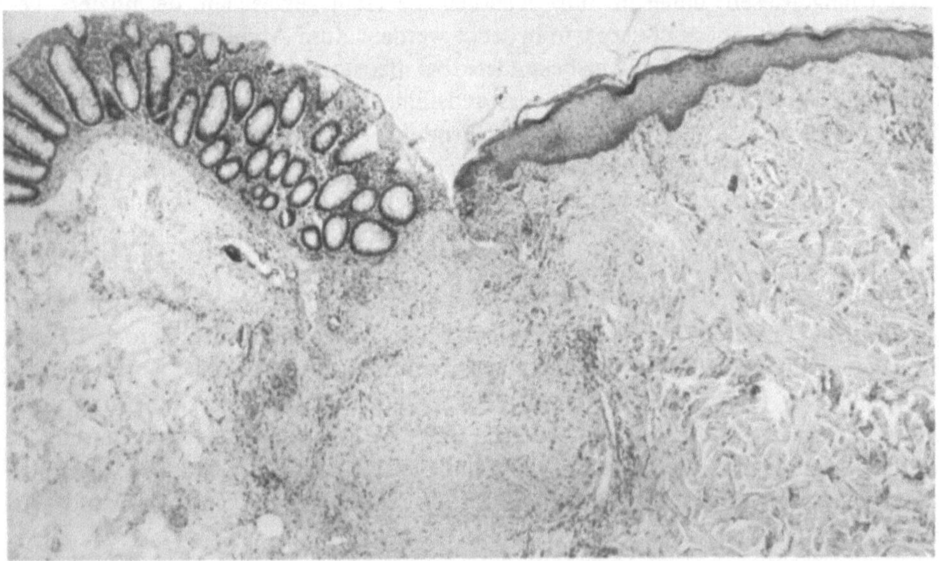

Abb. 41. Histologisches Bild 3 Wochen nach primär eröffneter Colostomie mit direkter Haut-Darmnaht

Sigmoid-Anus ist aber der intraperitoneale Darm bis zum Durchtritt durch die
Bauchdecken an die laterale Bauchwand zu befestigen, um ein laterales Durch-
schlüpfen von Dünndarmschlingen und damit einen postoperativen Ileus zu verhüten, oder aber als Alternativverfahren eine retroperitoneale Herausleitung des Sigma-
Anus nach Goligher (1967) und Schreiber (1972) zu wählen, um diese Komplikation
zu vermeiden.

Da das Operationsresultat beim Anus praeter jedoch nicht nur von der chirurgischen Technik, sondern vielmehr noch von der Nachbehandlung des neugeschaffe-
nen intestinalen Stomas abhängig ist, seien einige Hinweise zu diesem Thema ange-
fügt:

Zum Auffangen von Stuhl und Sekreten sowie zum luftdichten Abdecken gegen
Geruchsbelästigungen stehen verschiedene Hilfsmittel zur Verfügung:

a) Klebebeutel zum einmaligen Gebrauch: Sie sind leicht zu handhaben, unmittelbar postoperativ anwendbar, ohne Anpassung absolut dicht und werden der Haut
direkt aufgeklebt. Dadurch lassen sich aber Hautreizungen und Läsionen mit der
Zeit nicht ganz umgehen.

b) Kombination von Basisklebeflächen und abnehmbaren Beuteln: Hier wird nur
der Beutel gewechselt; das auf der Haut angeklebte Verbindungsstück kann eine
Woche belassen werden. Hierdurch sind Hautschädigungen seltener.

c) Pelotte: Dabei wird eine ringförmige Vorrichtung mittels eines Gurtes der
Haut um den Anus praeter angepaßt; die Ausscheidung läßt sich in einem Beutel
auffangen. Damit sind Hautstörungen durch Klebstoff ausgeschlossen, jedoch sind
tadelloser Sitz und Luftdichtigkeit nicht garantiert.

Sorgfältige Pflege der Haut in der Umgebung des Kunstafters kann manche
lokale Komplikation verhindern. Sie muß dem Patienten jedoch gelehrt werden. Im
speziellen sei auf das atraumatische Abnehmen der Klebeflächen und peinliche Sau-

berkeit hingewiesen; daneben muß eventuell die Haut gewaschen, desinfiziert, getrocknet und mit einer Schutzpaste bedeckt werden. Zum Abdichten und als Hautschutz bei Colostomien und insbesondere bei Ileostomien wird vielfach Karaya-Harz angewandt. Als wesentlich widerstandsfähiger gegen Körpersäfte hat sich jedoch „Stomahesive" — ein synthetisches Produkt — erwiesen. Es ist im Gegensatz zum Karaya-Ring nicht wasserlöslich; als sicher während 8—14 Tagen auf der Haut haftende, nicht reizende Klebeunterlage für abnehmbare Beutel verwendet, paßt es sich den lokalen Gegebenheiten an und gleicht Unebenheiten aus, dichtet das Stoma ab und verhindert so Hautirritationen.

Falls der Patient so weit wieder hergestellt ist, daß er alle Nahrungsmittel uneingeschränkt einnehmen darf, müssen diejenigen Kostarten vermieden werden, die die Passagezeit übermäßig beschleunigen und damit den Stuhl zu flüssig gestalten.

Intelligente, kooperative Patienten mit einer Colostomie sind eventuell imstande, durch morgendliche Darmspülungen ihren Restdickdarm derart zu reinigen, daß sie tagsüber ohne Darmentleerungen bleiben und deshalb in dieser Zeit auf Klebebeutel verzichten können, was sich vorteilhaft auf die Hautverhältnisse auswirkt und eine Kontinenzplastik in diesen Fällen unnötig erscheinen läßt.

8. Verschluß eines Anus praeter naturalis

Während ein definitiver Anus praeter naturalis nicht verschlossen wird, muß bei einem vorübergehend angelegten, endständigen oder doppelläufigen Anus praeter naturalis die intestinale Kontinuität wieder operativ hergestellt werden. Ein doppelläufiger Sigmoid- oder Transversum-Anus wird dabei am besten in Form einer kleinen begrenzten Colonsegmentresektion ausgeschnitten und die Darmenden mittels einschichtiger End-zu-End-Naht reanastomosiert.

Auch bei einer seitenständigen Colostomie, insbesondere bei der Cöcostomie, empfiehlt sich eine saubere Auslösung und entweder eine Segmentresektion (Transversum und Sigma) oder eine klassische intraperitoneale, einreihige, allschichtige Verschlußnaht nach Anfrischung der Colonwand (Cöcostomie).

Ein einläufiger, endständiger Anus praeter nach Hartmannscher Operation muß aus der Bauchdecke ausgelöst und mit dem distalen, ehemals blind verschlossenen Darmstumpf vereinigt werden, sei es als End-zu-Seit- oder End-zu-End-Anastomose, eventuell unter Zwischenschaltung von anderen Darmteilen. Dabei erschweren multiple Verwachsungen als Folge der Grundkrankheit oder der primären Operation diesen Eingriff oft erheblich; entsprechend hoch ist dann die postoperative Komplikationsrate. Deshalb sollte die Indikation zu diesem Procedere nur bei einer günstigen Gesamtsituation gestellt werden.

9. Kontinenz-erhaltende Operationen

Jede Operation, die mit einem definitiven, inkontinenten Anus endet, wird in der Regel vom Patienten aus psychologischen Gründen vorerst abgelehnt. Alle Bestrebungen, die natürliche Darmkontinuität und Sphincterfunktion zu erhalten, sind deshalb begrüßenswert. Muß der natürliche Schließmuskel geopfert und durch einen Anus praeter naturalis ersetzt werden, so bedeutet die Schaffung eines neuen Kontinenzorganes eine große Erleichterung für den Patienten. Idealerweise sollte dabei der Darmausgang perineal liegen, um dem natürlichen Zustand möglichst nahezukommen. Aus operationstechnischen und pflegerischen Gründen kann dieser Forderung meist nicht entsprochen werden, so daß das Darmende in der Regel doch durch die vorderen Bauchdecken herausgeleitet werden muß. Theoretisch stehen die folgenden Kontinenzoperationen nach distalen Darmresektionen zur Diskussion:

Tabelle 16. Kontinenzoperationen nach distaler Dickdarmresektion

1. Sphinctererhaltende Eingriffe
   a) Anterior-Resektion
   b) Transsphinctere Resektion mit tiefer Rectumanastomose
   c) Durchzugsverfahren (Dünn- oder Dickdarm) mit oder ohne Mucosektomie
2. Sphincterschaffende Eingriffe: anale Colostomie mit Levatorplastik (experimentell)
3. Kontinente Stomien
   a) Kontinente Ileostomie
   b) Kontinente Colostomie
      − Bildung eines Hautschlauches (Kappis)
      − Muskelkompression (Hacker-Witzel)
      − Knickung des Darmes (Frank-Hacker-Friedrich)
      − Einengung der Darmlichtung (Schmieden)
      − Ventilbildung mit Darmwand (Kock, 1974)
      − Magnetverschluß (Feustel, 1975)

Eine tiefe abdominelle Anastomosierung am recto-sigmoidalen Stumpf nach distaler oder subtotaler Colektomie (Anterior-Resektion) ist zwar ein wohlerprobtes, relativ sicheres kontinenzerhaltendes Operationsverfahren, bedingt jedoch einen unversehrten terminalen Rectumabschnitt, der potentiell den Patienten wiederum zu gefährden vermag.

Die beim Mastdarmcarcinom gegen die kontinenzerhaltende Resektion angeführten Bedenken der geringeren Radikalität haben sich nicht aufrechterhalten lassen, nachdem wiederholt gezeigt worden ist, daß bei gleichem Tumorsitz die Anterior-Resektion sowohl bezüglich Operationsletalität wie auch Überlebensquote der abdomino-perinealen Rectumexstirpation überlegen ist [Williams, 1966; Kühlmayer, 1971; Slanetz, 1972]. Nach einer Sammelstatistik beträgt die Operationsletalität bei Anterior-Resektion 6,1−8,6% gegen 9,3−11,9% bei der abdomino-perinealen Rectumexstirpation, und die 5-Jahres-Überlebensquote bei der Anterior-Resektion 46,4%−48,3% gegen 41,7−44,7% bei der abdomino-perinealen Rectumamputation [Reifferscheid, 1974].

Deshalb wird auch beim Rectumcarcinom zunehmend ein kontinenzerhaltendes Verfahren angestrebt, sofern der untere Tumorrand höher als 8 cm ab ano liegt. Das Vorgehen muß aber im einzelnen von der Penetrationstiefe, dem Lymphknotenbefall, dem Differenzierungsgrad, der Anamnesedauer, der Größe und Form des Tumors, der Tumorkonsistenz und der Randkonfiguration und dem Grad der reaktiven Entzündung der Umgebung abhängig gemacht werden [Reifferscheid, 1974].

Eine kontinenzerhaltende tiefe Resektion mit primärer Anastomosierung, die nur etwa 2 cm unversehrtes distales Rectum benötigt, ist beim *transsphincteren* (evtl. kombiniert mit abdominalen) *Vorgehen nach Mason* möglich [Mason, 1974].

Die *Durchzugsverfahren* unter Verwendung von Dünn- oder Dickdarm, sei es mit oder ohne Mucosektomie, sind vorläufig noch immer mit einer relativ hohen Versagerquote und erhöhter Morbidität und Operationsletalität belastet. Resultiert trotzdem eine Inkontinenz, so ist der Patient unzufrieden, weil die Versorgung und Pflege des perinealen Anus Schwierigkeiten bereitet. In geübten Händen vermag in ausgewählten Fällen das Durchzugsverfahren, sowohl nach klinischen wie auch nach experimentellen Untersuchungen, doch einen Fortschritt bedeuten [Bacon, 1971; Reifferscheid, 1971; Lenner, 1974].

Experimentell ist es bereits gelungen, bei Hunden, eine *kontinente, willkürlich beeinflußbare perineale Colostomie* zu schaffen [Hiatt, 1974]. Diese Methode ist den Durchzugsoperationen bezüglich Radikalität theoretisch überlegen, da dabei eine Excision des ganzen Rectums, inklusiver externer Sphincterapparat möglich ist. Der klinische Versuch steht aber noch aus.

Wird eine in der vorderen Bauchdecke gelegene Stomie notwendig, so ergeben sich durch die intermittierende oder kontinuierliche, willkürlich nicht beeinflußbare Entleerung von Darminhalt eine Vielzahl von Problemen. Diese sind bei der Ileostomie mit der nachfolgenden, fast obligaten Hautschädigung durch Dünndarmsekret besonders ausgeprägt.

Die *präterminale Ileumerweiterungsplastik* [Rehner, 1971] schafft zwar ein körpereigenes Reservoir und damit eine Verbesserung des Zustandes, jedoch erst ein zusätzlicher Ventilmechanismus bringt die erhoffte Kontinenz; eine solche *kontinente Ileostomie* wurde von Kock angegeben [Kock, 1971].

Sie ist sowohl experimentell wie auch klinisch erprobt [Beahrs, 1974; Hahnloser, 1974; Kock, 1974]. Das Verfahren wurde von Kock bis heute in über 90 Fällen angewandt, vorwiegend bei Colitis ulcerosa, bei Morbus Crohn oder familiärer Polyposis; von 84 Patienten sind 71 vollkommen kontinent. Sie entleeren ihr Reservoir 2–4mal täglich mittels einer dicken Darmsonde und sind so vor Hautirritationen verschont, ohne einen Klebebeutel tragen zu müssen. Kock selber hat 1973 über eine Modifikation seiner Methode mit Ventilbildung aus einem invaginierten Dünndarmabschnitt berichtet, wodurch in praktisch 100% der Fälle eine kontinente Ileostomie erreichbar ist, wie Hahnloser (1974) gezeigt hat. Der Eingriff wird meist sekundär 6–12 Monate nach Proktocolektomie durchgeführt. Bei insgesamt 9 von 14 Fällen haben sich jedoch 10 Komplikationen eingestellt, nämlich 5mal Ausgleiten des Ventils, 3mal intraabdominelle Abscesse, 1mal Fistelbildung und 1mal Ileus.

Infolge der relativ hohen Komplikationsrate empfiehlt sich trotz der sicheren Kontinenz die Anlegung eines solchen Reservoirs mit Ventilmechanismus nur bei jungen, intelligenten Patienten in gutem Allgemein- und Ernährungszustand, die nicht unter Corticoiden stehen. Beim Morbus Crohn ist wegen Fistelneigung und Gefahr der Nahtinsuffizienz die Indikation mit besonderer Vorsicht zu stellen.

In neuester Zeit hat Kock experimentell an Hunden nun eine *kontinente Colostomie* durch Ventilbildung im letzten Dickdarmabschnitt beschrieben [Kock, 1974]. Eine klinische Anwendung dieser Methode erscheint jedoch erst dann sinnvoll, wenn der Nachweis erbracht ist, daß dieses Verfahren das Operationsrisiko sowie die Stenosegefahr nicht wesentlich vergrößert und eine ausreichende Entleerung auch bei eingedicktem Darminhalt garantiert, um so mehr als sich alle früheren Vorschläge zur Sphincterplastik beim Bauchafter praktisch nicht bewährt haben [Frank, Kappis, Schmieden, Witzel, u. a. m.].

Bis heute liegen noch keine Berichte über Resultate nach kontinenten Colostomien beim Menschen vor, die auf einem Ventilmechanismus beruhen; hingegen haben Feustel und Hennig (1975) eben über eine Methode von *kontinenter Colostomie durch Magnetverschluß* berichtet, bei der ein abnehmbarer, mittels Karaya abgedichteter magnetischer Metalldeckel von einem subcutan um das Lumen des Anus präter implantierten magnetischen Ring gehalten wird und somit sowohl für einen gas- und kotdichten Verschluß sorgt, als auch die Entleerung zum gewünschten Zeitraum erlaubt. Bisher hat sich dieses System in nahezu 100 Fällen klinisch bewährt.

VI. Wundheilungsstörungen

Wundheilungsstörungen finden ihre Ursache einerseits in einer allgemeinen Herabsetzung der Abwehr- und Regenerationsfähigkeit des Patienten (z. B. Urämie, Diabetes mellitus, Cushing-Syndrom, Scorbut) und andererseits in lokalen Faktoren, wobei unter diesen Durchblutungsstörungen, Ödeme und Infektionen im Vordergrund stehen. Alle Wundheilungsstörungen wiederum prädisponieren zu Infektionen.

1. Wunddehiscenz und Platzbauch

Unmittelbar postoperativ müssen alle nicht in Längsrichtung der Wunde wirkenden Kräfte ausschließlich von Nähten gehalten werden. Kommt es zum Reißen oder Durchschneiden der Fäden, so liegt eine Wunddehiscenz vor. Wird die Fadendicke richtig gewählt, so ist bei nicht resorbierbarem Nahtmaterial das Durchschneiden der Fäden der kritische Faktor. Die Gewebsresistenz gegen eine Dehiscenz wird vor allem durch den Kollagengehalt und die Verlaufsrichtung der Bindegewebsformationen in Korrelation zu den auf den Faden einwirkenden Zugskräften bestimmt. Ort und Art der Incision, sowie deren Länge und Schnittführung sind für die auf die Wunde wirkenden Kraftvektoren und die Vermeidung von Strangulationen der Wundlippen durch zu starkes Anziehen der Nähte für die reparativen Vorgänge entscheidend. Eine Wunddehiscenz nach Laparotomien (ohne Appendektomie und ohne gynäkologische Operationen) wird bei etwa einem Prozent der Fälle beobachtet. Prädisponierend im Vordergrund stehen neben Infektionen postoperatives Erbrechen, Ileus, Pneumonie, Singultus, Urämie, Wundhämatom, Delirium tremens, Wundödem, Steroidmedikation und Gallenfistelbildungen. Eine Längsincision führt eher zum Platzbauch als eine quere Incision. Zwischen medianer und paramedianer Schnittführung findet sich in der mechanischen Resistenz klinisch und experimentell kein signifikanter Unterschied [Halasz, 1968; Howes, 1972].

Eine Nahtdehiscenz tritt meist um den 7. postoperativen Tag in Erscheinung, und zwar nach Colonoperationen rund doppelt so oft wie nach Eingriffen an Magen oder Gallenwegen. Betroffen sind vorwiegend mehr als 60 Jahre alte Männer. Dabei sind in der Wunde immer pathogene Keime nachweisbar, die wahrscheinlich in der Hälfte der Fälle ursächlich an der Dehiscenz schuld sind. Therapeutisch drängt sich, eventuell unter Einbau einer Spüldrainage, eine weit im Gesunden fassende fortlaufende Ausziehnaht mit stärkstem monofilen Faden auf (s. Kapitel V/5. Bauchdeckenverschluß).

2. Wundinfekt nach Colonoperationen

Wundinfektionen gehören zu den häufigsten postoperativen Komplikationen nach Dickdarmoperationen; sie werden im Hinblick auf den möglichen weiteren Verlauf (Thromboembolie-Gefährdung, Pneumonie, Sepsis, etc.) zu Recht aufmerksam beobachtet und gefürchtet. Ihre Incidenz wird in einer Literaturzusammenstellung mit 3,3—30% angegeben [Yale, 1971], wobei die große Differenz einerseits im unterschiedlichen Krankengut und andererseits in der verschiedenen Wertung der Bezeichnung „Wundinfekt" (oberflächliche Rötung — leichte Wundsekretion — subcutaner Absceß — tiefer Weichteilinfekt) liegen muß. Beruht die Diagnose vor allem auf bakteriologischen Untersuchungen, so wird nach Colonoperationen über eine Infektionsrate bis zu 61% berichtet [Burton, 1973]. In unserem Krankengut mit Dickdarmoperationen haben wir bei strenger Beurteilung nach Wahleingriffen in 33% und nach Notfalloperationen in 43% einen Wundinfekt gesehen [Benoit, Martinoli und Allgöwer, 1972].

Am Zustandekommen des Infektes sind viele Ursachen, wie Größe, Art und Dauer des Eingriffes, Traumatisierung des Gewebes, Störung der Vascularität, Art des Nahtmaterials und der Drainage, Technik der Anastomosierung, Methode der Darmreinigung, Vorbehandlung mit Antibiotica, Alter, Allgemeinzustand, Störung der Homöostase (Anämie, Hypoproteinämie, Adipositas, Diabetes mellitus), Blutungsneigung, Zurücklassen von Fremdkörpern, verminderte Infektabwehr, Nebenerkrankungen, etc., sowie bauliche Gegebenheiten und Verhalten des Personals beteiligt. Bei Wundinfekten nach Dickdarmoperationen stehen jedoch die Darmlumeneröffnung und die peroperative Keimdissemination ätiologisch im Vordergrund.

Bei der klinischen Bedeutung des Problems ist es klar, daß alle Möglichkeiten zur Herabsetzung der Infektionsrate in Betracht zu ziehen sind. Folgende kausale Faktoren könnten dabei beeinflußt werden:

a) Gebäudeseitige Gegebenheiten

Durch Verlegung der Patienten aus großen Krankensälen mit vielen Betten und unzweckmäßiger Belüftung in 1- oder 2-Bettzimmern mit kontrollierter Belüftung kann die Wundinfektionsrate nach allgemeinchirurgischen Eingriffen um 55% und die Kreuzübertragung von Keimen um 72% gesenkt werden [Smylie, 1971]. Auch im Operationssaal ist es möglich, durch bauliche Veränderungen, wie Vervollkommnung der Klimaanlage mit Einbau von Bakterienfiltern, Anwendung der Reinraumtechnik mit kolbenförmiger Verdrängungsströmung („laminar air flow"), etc., die Infektionsrate für den Durchschnittspatienten zu senken [Kanz, 1969; Davidson, 1971]. Daß mittels baulicher Maßnahmen auch bei Dickdarmoperationen eine Verbesserung der Wundinfektionsrate möglich wird, ist nicht zu erwarten, stammen dabei doch die überwiegende Zahl der Erreger aus dem eröffneten Darmlumen [Burton, 1973]; aerogene Infektionen dürften dabei eine untergeordnete Rolle spielen. Zur Zeit laufen bei uns Versuche, durch entsprechende Experimente hier Klarheit zu schaffen.

b) Vorbehandlung des Patienten

Über den Zusammenhang zwischen Wundinfekt und Art der Darmvorbereitung vor Colonoperationen, sowie Antibiobica-Verabreichung (prä-, per- und postoperativ) — sei es lokal (intraluminal, intraperitoneal, in die Wunde) oder systemisch — ist bereits berichtet worden (s. Kapitel IV/1.). Daß die prophylaktische präoperative Anwendung von Cefalotin auch bei Dickdarmresektionen die Wundinfektionsrate senkt, hat eben die Auswertung einer bei uns durchgeführten randomisierten prospektiven Studie gezeigt [Stadler, 1975].

c) Operationstechnik

Beachten aller für die Sterilität und Desinfektion bekannter Regeln bezüglich Vorbereitung der Patienten, Ärzte, Schwestern, Dienstpersonal, Instrumente, Apparate und Raum, entsprechendes Abdecken des Operationsfeldes mit zwei Lagen von Tüchern mit wasserdichter Einlage, Ankleben einer genügend großen Plastikfolie auf die Haut am Ort der Incision, peinliche Sauberkeit und Sprechdisziplin aller Beteiligten, gewebeschonendes, atraumatisches Operieren unter Respektierung der natürlichen Infektschranken, Verwendung von Saugern statt Tupfern, Verhinderung der Gewebsaustrocknung, Bedecken der Umgebung von zu eröffnenden Darmteilen, ausreichende Wundspülung, eventuell unter Antibiotica-Zustz, Vermeidung jeder unnötiger Devascularisierung oder Ausweitung des Operationsgebietes: alle diese Vorkehrungen vermögen sich auf die Wundinfektionsrate auszuwirken. In neuerer Zeit wird außerdem das präoperative Rasieren der Haut im Bereiche der Incision ursächlich in Zusammenhang mit postoperativen Wundinfekten gebracht [Seropian, 1971]. Die Verhütung der peroperativen Keimdissemination aus dem eröffneten Darm jedoch ist die wirksamste, aber auch am schwierigsten zu erreichende Infektprophylaxe.

d) Nahtmaterial

Das Nahtmaterial hat einen nicht unerheblichen Einfluß auf Entstehung und Fortdauern eines Infektes, da es im Organismus als Fremdkörper wirkt. Exsudative Fremdkörperreaktionen durch Nahtmaterial sowie lokale Gewebsnekrosen durch nekrotisierende Ligaturen begünstigen das Bakterienwachstum und behindern die Infektabwehr [Everett, 1970]. Nicht resorbierbares, monofiles Nahtmaterial (Nylon, Draht, Polyäthylen) ist gegen Infektionen resistenter als Catgut oder geflochtener Faden [Alexander, 1967]. Wird eine Wunde infiziert, so kommt es bei geflochtenem Nahtmateriel in 80%, bei monofilem in ungefähr 8% der Fälle zu einer chronischen

Fadenfistelung, und zwar um so wahrscheinlicher, je oberflächlicher die Naht liegt, je dicker das Nahtmaterial gewählt wurde, je mehr Ligaturen vorhanden und je länger die Fadenenden sind [Everett, 1970]. Eine neue Möglichkeit hat sich seit der Einführung von Polyglykolsäure-Fäden (Dexon oder PGA) in die Klinik ergeben. Dieses synthetische Nahtmaterial weist primär eine hohe Zugfestigkeit auf, neigt wenig zu Infektionen und löst sich innerhalb 90 Tagen im Gewebe wieder vollständig auf [Dardik, 1971]; spätestens dann sistiert eine Fistelung wieder, sollte sich trotzdem eine Fadeneiterung eingestellt haben. Neben der Infektions-begünstigenden Wirkung scheint das benützte Nahtmaterial selber noch einen gewissen Einfluß auf die Wundheilung auszuüben, indem diejenigen Fäden, die eine deutliche entzündliche Gewebsreaktion mit Schwellung verursachen, die Heilung verzögern und die Gewebereißfestigkeit herabsetzen [Everett, 1970].

Aus diesen Erkenntnissen haben wir bezüglich Nahtmaterial und -technik folgende praktische Schlüsse zur Verhütung eines Wundinfektes gezogen: 1. Verwendung des feinst-möglichsten synthetischen Nahtmaterials. 2. Verzicht auf grobe nekrotisierende Massenligaturen, 3. Nähte derart stechen, daß der Knoten (mit kurz geschnittenen Enden!) in die Tiefe zu liegen kommt, 4. zum Bauchdeckenverschluß eventuell eine gedoppelte, breit fassende, fortlaufende Naht aus Polyglykolsäure vornehmen, angelegt nach der Technik von Everett, 5. Verzicht auf Subcutannähte (s. auch Kapitel V/5.).

e) Drainage

Nach außen ableitende Infektionsdrains machen einen tiefen Wundinfekt oder eine sonst inappercept verlaufende kleine Anastomoseninsuffizienz sichtbar; sie werden deshalb wohl zu Unrecht häufig ursächlich mit einem Wundinfekt in Zusammenhang gebracht. Blutungs-Drains, im speziellen Redon-Saugdrains, mindern primär das Risiko eines Wundinfektes durch Verhütung und Ableitung von Blut- und Sekretansammlungen. Die Durchtrittsöffnung des Drains durch die Haut bedeutet jedoch eine Eintrittspforte für Bakterien, wie das Burri (1971) bei Venenkathetern bestätigen konnte. Die sorgfältige Pflege mit täglicher Desinfektion der Umgebung und sterilem Verbandwechsel mag die Gefahr herabsetzen, dagegen ist eine sekundäre Wundinfektion durch Drainage selbst nicht ganz auszuschließen. Wir empfehlen deshalb die baldige Entfernung von subcutanen Redon-Drains nach 24—48 Std. Persistiert ein wesentlicher Sekretfluß, so ist es vielleicht besser, die Drainage so lange zu belassen, wie sie ihre Saugfunktion erfüllt. Kaufner (1974) hat gezeigt, daß dieses Vorgehen das Infektionsrisiko nicht erhöht. Wird das Redon-Drain unter sterilen Kautelen gezogen, kann die Schlauchspitze bakteriologisch untersucht werden. Dadurch lassen sich eventuell pathogene Keime nachweisen und ihre Resistenz testen, bevor die klinischen Symptome des Wundinfektes deutlich geworden sind. Falls erforderlich, kann frühzeitig eine gezielte Antibiotica-Therapie eingeleitet werden. Nach sog. „sauberen" Operationen ist in 17% der bakteriologisch positiven Drainuntersuchungen mit einem auch klinisch manifesten Wundinfekt zu rechnen [Laky, 1974].

f) Wundbehandlung

Ausgehend von unseren Erfahrungen bei Weichteilproblemen in der Knochenchirurgie [Allgöwer, 1971], wo ein Wundinfekt erst auftritt oder bedrohlich wird, falls ein Wundverschluß unter Spannung erzwungen oder bereits bakteriell kontaminierte Räume mit nicht sicher vitalem Gewebe verschlossen werden, sind wir in Einzelfällen bei sehr adipösen Patienten dazu übergegangen, auf eine primäre Hautnaht nach Verschmutzung durch Darminhalt zu verzichten und den Eingriff nach Fasciennaht zu beenden. Die subcutane Wundhöhle kann dann mit Chloramin-Umschlägen feucht gehalten werden; die bereits primär gelegten Hautnähte werden bei sauberen Wundverhältnissen früh sekundär nach etwa 5–7 Tagen geknotet. Dadurch ist es uns in den genannten Fällen gelungen, einen Bauchdeckenabsceß zu verhindern, jedoch verlängert dieses Procedere eventuell die Hospitalisation. Über ähnliche günstige Erfahrungen mit offener Wundbehandlung und verzögertem Wundverschluß hat Grosfeld (1968) bei der Appendicitis perforata berichtet (Senkung der Wundinfektionsrate von 34,1% auf 2,3%!). Im übrigen werden bei uns auch primär genähte Incisionen nach spätestens 24–48 Stunden offen behandelt; ein bedeckender Verband würde nur eine feuchte Kammer und damit einen idealen Bakterien-Brutkasten schaffen.

g) Verschiedenes

Bei allen Störungen des biologischen Gleichgewichtes ist eine herabgesetzte Infektabwehr denkbar. Einige mögen schwer faßbar, angeboren oder erworben, eventuell auch altersbedingt und kaum zu beeinflussen sein („schlechter Allgemeinzustand", hohes Alter, etc.). Andere sind vielleicht ätiologisch erkannt, aber therapeutisch nur schwierig oder über längere Zeit anzugehen (z. B. Eiweißmangel bei parenteraler Ernährung, Antikörpermangelsyndrom, Agranulocytose, Leukämien, u. a.). Um so mehr sollten die wohldefinierten relativ leicht reversiblen Störungen der Homöostase, wie Gerinnungsstörungen, Endokrinopathien (Hyperglykämie!), ebenso wie Defizit an Wasser, Elektrolyten, Vitaminen, Mineralstoffen, Spurenelementen, Kohlenhydraten, essentiellen Fett- und Aminosäuren, etc., die möglicherweise ebenfalls eine Wundheilungsstörung begünstigen, vermieden oder behoben werden.

Speziell ungünstig wirken sich dabei alle Zustände mit lokaler verminderter Durchblutung, wie z. B. Hypotonie, Anämie und (Volumenmangel-)Schock aus.

Die Aufzählung der Faktoren mit direktem oder indirektem Einfluß auf die Infektionsrate zeigt, wie wichtig eine optimale prä-, per- und postoperative Therapie auch im Hinblick auf die Wundheilung ist.

3. Anastomoseninsuffizienz

Reybard hat als erster bereits 1843 über eine erfolgreiche Colonresektion mit primärer Dickdarmanastomose berichtet; damals wie heute ist eine Anastomoseninsuffizienz wegen ihrer prognostischen Bedeutung für das Leben des Patienten gefürchtet. Angaben über die Häufigkeit dieses Ereignisses variieren in der Literatur je nach Art und Schwierigkeit des Eingriffes und Form der Nachkontrolle von 1,7—51% [Schrock, 1973]. Basiert die Diagnose nur auf der klinischen Symptomatik, so werden rund die Hälfte aller Dickdarm-Nahtinsuffizienzen übersehen, wie Goligher kürzlich bestätigt hat [Goligher, 1970]; bei lückenloser postoperativer Anastomosenkontrolle mittels Bariumkontrastmittel-Einlauf und Sigmoidoskopie vermochte er nach Anterior-Resektion in 51% der Fälle kleine Nahtinsuffizienzen nachzuweisen, die meist klinisch unauffällig verliefen. Nur die röntgenologische Untersuchung etwa am 10. postoperativen Tag kann deshalb verläßliche Angaben über die Inzidenz der Anastomoseninsuffizienz liefern. Ist eine kleine Anastomoseninsuffizienz radiologisch dokumentiert, so kommt es je nach Art und Effizienz der angewandten Drainage bei 8—60% der Fälle zu einer auch äußerlich erkennbaren Stuhlfistel.

Ätiologisch stehen bei der Anastomoseninsuffizienz in der Nahtreihe gelegene Mikroabscesse [Langer, 1974] im Vordergrund, wobei experimentell beobachtet wurde, daß diese Heilungsstörungen Folgen eines lokalen Traumas sind [Irvin, 1974]. Die erste Phase der Heilung von Colonanastomosen ist im übrigen durch die Lyse von polymerem Gewebekollagen und damit verbunden durch eine Minderung der Reißfestigkeit charakterisiert [Cronin, 1968; Hawley, 1969]; diese Kollagenolyse kann in den ersten drei postoperativen Tagen nachgewiesen werden, ist aber von unterschiedlichem Ausmaß und wahrscheinlich nicht von der ursprünglich angenommenen Bedeutung [Irvin, 1974].

Ob die Verabreichung von Antibiotica die Anastomoseninsuffizienz zu verhüten vermag, bleibt umstritten, obwohl Cohn gezeigt hatte, daß ein ischämisches Darmstück durch lokale Instillation von Antibiotica-Lösungen vor Nekrotisierung geschützt werden kann [Cohn, 1968]. Experimentell ging auch die intraperitoneale Applikation von Cephalotin mit einer Senkung der Anastomoseninsuffizienz-Rate von 18,5% auf 3,6% einher [Irvin, 1974]; wirksamer als Antibiotica zur Vermeidung der Anastomoseninsuffizienz erwies sich jedoch eine 4 Wochen vor der Resektion angelegte protektive Kotableitung [Irvin, 1974].

Eine entscheidende Bedeutung bei der Verhütung von Anastomoseninsuffizienzen kommt der Operationstechnik zu; so hat Zollinger nach schwieriger Anterior-Resektion bei der Seit-zu-Seit-Anastomose 3%, bei der End-zu-End-Anastomosierung jedoch 23% Nahtinsuffizienzen errechnet [Zollinger, 1971].

Inwieweit das Nahtmaterial selbst die Insuffizienzrate beeinträchtigt, ist noch unbewiesen; immerhin hat Kratzer unter Verwendung von atraumatischen 5—0 Stahlnähten zur einschichtigen Colonanastomose bei 101 Eingriffen keine einzige klinisch manifeste Stuhlfistel gefunden [Kratzer, 1974].

Nach einer klinischen Untersuchung von Goldstein steigt die Häufigkeit von Anastomoseninsuffizienzen nach Colonresektionen von 7,8% ohne Drain auf 23,1% bei Drainage der Darmnaht an [Goldstein, 1972], ein Hinweis darauf, daß sich entweder der Drain selbst oder die Art seiner Anwendung unter Umständen negativ auf das operative Resultat auswirkt.

Neben der bereits genannten Rolle von Infektion, Trauma, ungenügender Darmvorbereitung, Antibiotica und operativ-technischer Fehler (Devascularisierung, Naht unter Spannung, fäcale Verschmutzung) sind kausal eine nicht adäquate Resektion bei Tumor, Stoffwechselstörungen, hohes Alter sowie eine vorausgehende Röntgenbestrahlung zu nennen. Statistisch betrachtet, wird eine Anastomoseninsuffizienz am häufigsten nach notfallmäßiger linksseitiger Hemicolektomie gesehen, wobei sich in einem Drittel der Fälle eine wesentliche postoperative Nachblutung eruieren läßt [Schrock, 1973].

Die primäre Letalität der klinisch evidenten Anastomoseninsuffizienz nach Dickdarmresektionen wird mit 11–33% angegeben [Goligher, 1967; Goldstein, 1972; Morgenstern, 1972]; eine Anastomoseninsuffizienz läßt sich jedoch bei rund 50% aller nach Colonresektionen postoperativ Verstorbenen nachweisen, so daß anzunehmen ist, sie trage mindestens in der Hälfte der Fälle zum fatalen Ausgang bei [Vanderstoll, 1965; Goligher, 1967; Goldstein, 1972; Slanetz, 1972].

Therapeutisch wichtig ist die Unterscheidung zwischen der plötzlich auftretenden Insuffizienz in den ersten postoperativen Tagen und der später manifest werdenden Fistelung. Im ersten Fall reagiert der Patient mit allen Zeichen der septischen Komplikation (diffuse Peritonitis, Volumenmangel, Oligurie, septische Temperaturen, Fibrinogenanstieg, Gllucoseintoleranz, deliriöse Zustandsbilder, respiratorische Insuffizienz und septischer Schock). Der Allgemeinzustand wird bald kritisch. Hier kann nur eine sofortige Relaparotomie den deletären Verlauf aufhalten. Ein den septischen Herd eliminierendes Procedere, eventuell mit proximaler Kotableitung, ist dringend geboten.

Diese akute Situation wird glücklicherweise selten angetroffen. Viel öfter findet sich der Fall einer späten, oft nur röntgenologisch nachgewiesenen kleinen Nahtinsuffizienz ohne klinische Auswirkung, eventuell zusammen mit einem banalen Wundinfekt, oder dann eine zeitlich verlängerte, quantitativ vermehrte, manchmal auch bräunlich verfärbte Sekretion entlang den Drains ohne Beeinträchtigung des Allgemeinzustandes. Hier darf mit der nötigen Vorsicht abgewartet werden, denn es erfolgt meist die Spontanheilung. Nur ausnahmsweise entwickelt sich daraus später eine chronische Stuhlfistelung oder ein Absceß, die einer Revision bedürfen.

Generell herrscht heute Einigkeit, daß eine nicht dringliche Fistelrevision erst nach entsprechender Abklärung mit Magen-Darm-Passage, Holzknecht-Kontrastmitteleinlauf, Fistelfüllung, etc., und nach optimaler Vorbehandlung durchgeführt werden sollte. Am wichtigsten dabei ist eine hypercalorische Ernährung, meist parenteral, gegebenenfalls ergänzt durch schlackenarme Astronauten-Nahrung [Göschke, 1973; Linder, 1974]. Eine hypercalorische, parenterale Therapie aber hat nicht bloß einen direkten, günstigen Einfluß auf die Fistelung infolge quantitativer und qualitativer Veränderung des Darminhaltes; sie bringt den Organismus auch wieder in die Lage, den Infekt zu beherrschen und fördert reparative Vorgänge. Sie allein kann schon kurativ wirken und den geplanten Eingriff damit unnötig machen [Dudrick, 1971]. Nach hypercalorischer Vorbehandlung ist es möglich, Colonfisteln praktisch ohne operative Letalität zu sanieren [Sheldon, 1971].

Eine dringliche Operationsindikation, trotz Fehlens von septischen Auswirkungen, ergibt sich bei persistierender Stuhlfistel durch eine distale Obstruktion; hier ist ein langwieriger konservativer Behandlungsversuch nicht angezeigt, da nicht mit einem spotanen Verschwinden des Passagehindernisses gerechnet werden kann.

Geht hingegen die Fistelung von großen Wundhöhlen aus, soll die Infektion durch Einlegen von Spül- und Saugdrains unter Kontrolle gebracht werden; die Haut ist dabei gegen Maceration durch Darmsäfte zu schützen. Drängt sich eine definitive chirurgische Sanierung auf, so empfiehlt es sich, eine Resektion des fisteltragenden Dickdarmsegmentes mit primärer End-zu-End-Anastomose anzustreben.

Die Anastomoseninsuffizienz nach Colonresektion stellt also ein klinisch und prognostisch bedeutsames Ereignis dar, bei dem der Schwerpunkt eher auf die Vermeidung denn auf die Therapie zu legen ist. Aus diesem Grunde seien abschließend noch drei tierexperimentelle Modelle zur operativen Prophylaxe der Dickdarm-Nahtinsuffizienz angeführt, die dieses Ziel auf anderen Wegen zu erreichen versuchen, ohne allerdings bisher ihre Nützlichkeit in der Klinik bewiesen zu haben.

Bartkovich hat experimentell der Colonanastomose zwei Dünndarmschlingen so angelegt, daß die Naht auf der ganzen Circumferenz mit Dünndarmserosa bedeckt und damit geschützt worden ist. Diese Methode war im Tierversuch zwar erfolgreich; ob sie sich in der Klinik durchzusetzen vermag, wagen wir zu bezweifeln, erhöht sich doch die Gefahr eines postoperativen Ileus durch die zwei in Fehlstellung fixierten Dünndarmschlingen [Bartkovich, 1974].

Taylor hatte bereits in ähnlicher Absicht experimentell ein ausgeschaltetes, gestieltes Dünndarmstück längs eröffnet, die Schleimhaut entfernt und wie eine Muffenplastik um die gefährdete Colonanastomose gelegt. Dieses Procedere ist technisch noch anspruchsvoller und schafft eine zusätzliche Dünndarmanastomose und damit eine neue Ursache für mögliche Komplikationen [Taylor, 1970].

Anstelle eines ausgeschalteten Dünndarmsegmentes verwendete Meyer im Tierversuch erfolgreich einen gestielten Peritoneummuskellappen aus der vorderen Bauchwand zur Bedeckung der Colonanastomose [Meyer, 1974]. Aber auch diese Untersuchungen haben bisher in der Klinik die chirurgische Technik der Colonresektionen nicht zu beeinflussen vermocht.

4. Peritonitis

Eine schwere diffus eitrige Peritonitis oder ein nicht drainierter intraabdomineller Absceß verlangen eine frühzeitige operative Revision, denn nur, wenn die Ursache erkannt und behoben und der septische Herd entfernt ist, kann auf eine Heilung gehofft werden. Dies gilt speziell auch in der frühen postoperativen Phase nach Colonanastomose, wenn eine breite Nahtinsuffizienz befürchtet werden muß. Eine abwartende Therapie bringt den Patienten bald in einen derart schlechten Allgemeinzustand, daß ihm eine größere Reintervention und damit ein möglicherweise kurativer Eingriff kaum mehr zugemutet werden darf. Sofern der Patient operabel ist, muß darum auf eine Sanierung des Grundleidens gedrängt werden.

Wenn wir uns in diesen kritischen Situationen zur Antibiotica-Therapie entschließen, dann kommt nur eine maximal dosierte Behandlung in Frage. Falls die Erreger nicht bekannt und deren Resistenz nicht getestet sind, geben wir bei fehlender Kontraindikation bis zum Eintreffen des bakteriologischen Untersuchungsresultates in der Regel beim Erwachsenen 40 Mill. Einheiten Penicillin und 2,0 g Streptomycin in 120 ml 0,45%iger Kochsalzlösung über 24 Std. Daneben wird die Bauchhöhle ausgiebig intraoperativ mit Polybactrin-Lösung (2 Ampullen Polybactrin auf 1 000 ml Ringerlösung) ausgewaschen und eventuell eine Dauertropf-Spüldrainage mit derselben Lösung angeschlossen. Der Zusatz von Antibiotica zur Spülflüssigkeit ermöglicht in der Bauchhöhle eine hohe lokale Konzentration des Wirkstoffes am Ort der Infektion ohne allgemein toxische Nebenwirkungen. Die Spülflüssigkeit hat außerdem noch eine rein mechanische reinigende Wirkung und vermindert Verklebungen und damit sekundäre Abscesse. Daß gleichzeitig der Volumen- und Elektrolytverlust zu kompensieren sind, versteht sich von selbst.

Die Wirksamkeit von Antibiotica bei Peritonitis wurde von Smith sowohl experimentell wie auch klinisch bewiesen [Smith, 1973]. Es gelang ihm, mittels Antibiotica 86% von artifiziellen Peritonitiden beim Hund folgenlos zur Abheilung zu bringen, während alle Kontrolltiere verstarben. Besonders effektvoll zeigte sich dabei die intraperitoneale Applikation von Cephalotin (2—4 g pro Tag) mittels Spüldrain während 7 Tagen, wobei eine Heilungsquote von 91,6% erzielt wurde, gegen 80% bei intravenöser oder intramuskulärer Verabreichung. Auch klinisch erwies sich postoperativ nach Revision wegen Peritonitis Cephalotin (2—4mal 1,0 g pro die während 4—7 Tagen) durch Spüldrain zusätzlich zu anderen systemisch angewandten Antibiotica in 93,4% der Fälle als außerordentlich wirksam (71 von 76 Patienten überlebten); schwere Nebenwirkungen, insbesondere Störungen der Anastomosenheilung oder vermehrte Darmadhäsionen, wurden nicht beobachtet. Auch die Nachuntersuchung der überlebenden Patienten ließ keine Spätschäden erkennen [Smith, 1973].

Ob der Saug-Spüldrainage bei der eitrig-fibrinösen Peritonitis neben Antibiotica noch Streptokinase zuzusetzen wäre, wie das Mühe und andere vorgeschlagen haben [Mühe, 1973], ist noch ungewiß. Streptokinase verhindert zwar intraabdominelle Verklebungen, so daß die Spülflüssigkeit ungehindert wirken kann, und löst daneben fibrinös-eitrige Beläge auf, jedoch ist auch mit einer eventuell unerwünschten Auswirkung auf die Wundheilung, vor allem bei intestinalen Anastomosen zu rechnen, indem Anastomosen weniger rasch mit der Umgebung verkleben, und damit gleichfalls weniger vor der Dehiscenz geschützt sind. Mühe hat zwar im Tierexperiment gezeigt, daß die Wundheilung per se durch kontinuierliche Streptokinase-Spülbehandlung nicht gestört ist, aber einer der zwei klinischen Fälle hat nach dieser Therapie bei der Autopsie eine Insuffizienz der Colonanastomose aufgewiesen [Mühe, 1973].

VII. Operative Letalität der Colonresektion

Die 30-Tage-Operationsletalität für elektive Colonresektionen kann in neuerer Zeit
mit rund 6% angenommen werden. Unter ungünstigen Voraussetzungen und bei
Notfalleingriffen (Ileus, Perforation, Peritonitis, Colitis ulcerosa, hohes Alter des
Patienten, Begleitkrankheiten, etc.) steigt die operative Letalität jedoch selbst in geübten Händen auf weit über 10% an (s. Tabelle 17).

Damit muß eine Dickdarmresektion auch heute noch als risikoreich bezeichnet
und entsprechend gewissenhaft unter Beachtung aller bekannten, prognostisch be-
einflußbaren Faktoren durchgeführt werden, wobei der notwendigen intensiven Vor-
und Nachbehandlung nicht weniger Beachtung zu schenken sind als der geeigneten
Operationstaktik und der sorgfältigen chirurgischen Technik. Nur so darf erhofft
werden, daß in Zukunft der Patient durch eine Dickdarmresektion weniger als bisher
gefährdet wird.

Tabelle 17. Letalität der Dickdarmresektion

Autor (Jahr)	n Fälle	Art der Resektionen	Leta-lität
Bokelmann (1972)	889	Colonresektion bei Ca	12,0%
Botsford (1965)	177	Colonresektion bei Ca	6,3%
Butler (1971)	196	Colonresektion bei Ca	5,1%
Debas (1972)	838	Colonresektion mit primärer Anastomosierung	4,8%
Deucher (1967)	210	Kurative Resektionen bei Colon-Ca	5,3%
	101	Palliative Resektionen bei Colon-Ca	16,7%
Drapanas (1973)	30	Resektion bei Dickdarmblutung	10,0%
Floyd (1967)	315	Resektion bei stenosierendem Ca	14,0%
(1971)	87	Resektion bei Diverticulitis	5,0%
Gilbertson (1971)	882	Colonresektion bei Ca	8,0%
Goligher (1957)	58	Resektion bei stenosierendem Ca	21,0%
Hay (1973)	132	Resektion bei Diverticulitis	9,0%
Heberer (1973)	52	Primäre Resektion bei Diverticulitis	7,7%
Holder (1971)	448	Colonresektion bei Ca	9,6%
Jalan (1969)	32	Resektion bei toxischem Megacolon	28,0%
Jensen (1970)	343	Standardresektion bei Ca	8,0%
	63	Erweiterte Resektion	22,0%
Kronberger (1971)	247	Kurative Resektion bei Ca	16,0%
	179	Palliative Resektion bei Ca	30,0%
Lange (1972)	50	Resektion bei rechtsseitigem Ca	18,0%
	67	Resektion bei linksseitigem Ca	25,0%

Tabelle 17. [Fortsetzung]

Autor (Jahr)	n Fälle	Art der Resektionen	Leta-lität
Langer (1974)	346	Colonresektion mit primärer Anastomosierung	4,6%
Nadjafi (1969)	306	Primäre Resektion bei Diverticulitis	7,0%
Pross (1973)	78	Elektive Primärresektion bei Diverticulitis	5,0%
	11	Notfallmäßige Primärresektion bei Diverticulitis	36,0%
Ritchie (1971)	327	Resektion bei Colitis ulcerosa	17,9%
Slanetz (1972)	242	Anterior-Resektion	5,4%
Vanderstoll (1965)	1766	Anterior-Resektion bei Ca	4,2%
Watkins (1971)	49	Primäre Resektion bei perforierter Diverticulitis	8,0%
Williams (1966)	89	Anterior-Resektion bei Ca	2,2%
Eigene (1972)	393	Wahloperation mit primärer Anastomose	7,6%
	107	Notfallresektion (Sekundär- und Tertiäreingriffe eingeschlossen) mit primärer Anastomose	23,0%
(1974)	100	alle Dickdarmresektionen	7,0%
	85	Elektive Resektionen	2,3%

VIII. Eigene Resultate

1. 500 konsekutive Colonresektionen mit primärer Anastomosierung

In den Jahren 1967—1973 sind an unserer Klinik insgesamt über 24 000 allgemein-chirurgische Operationen ausgeführt worden, wovon ca. 1 500 (= 6%) den Dickdarm in irgendeiner Form betrafen.

Von speziellem Interesse für uns waren dabei die Resultate der nach Colonresektion mit einreihiger Allschichtnaht versorgten Dickdarmanastomosen. Die nachfolgende Analyse zeigt die Ergebnisse von 500 konsekutiven Colonresektionen mit primärer Anastomosierung der Jahre 1967—1972.

Tabelle 18. Gesamtübersicht: 500 konsekutive Colonresektionen und -Anastomosen (1967—1972)

	Wahloperation	Notfall	Total
Hemicolektomie rechts	117	47	164 (32,8%)
Sigma-/Segmentresektion	141	47	188 (37,6%)
Hemicolektomie links	50	9	59 (11,8%)
Anterior-Resektion	85	4	89 (17,8%)
	393 (78,6%)	107 (21,4%)	500 (100%)

Tabelle 19. 500 Colonanastomosen 1967—1972: Diagnosen

	Carcinom	Diverticulitis	Varia
Hemicolektomie rechts	118	5	41 (26 M. Crohn)
Sigma-/Segmentresektion	88	83	17
Hemicolektomie links	43	10	6
Anterior-Resektion	80	5	4
	329 (65,8%)	103 (20,6%)	68 (13,6%)

Es handelte sich um 164 rechtsseitige Hemicolektomien (= 32,8%), 188 Segmentresektionen (= 37,6%), 59 linksseitige Hemicolektomien (= 11,8%) und 89 Anterior-Resektionen (= 17,8%) (s. Tabelle 18).

65,8% dieser Operationen wurden wegen Carcinom, 20,6% wegen Diverticulitis und 13,6% aus anderen Gründen (M. Crohn, Colitis ulcerosa, Verletzungen, etc.) nötig (s. Tabelle 19).

Dabei sind 21,4% der Eingriffe notfallmäßig und 78,6% als Wahloperationen vorgenommen worden (s. Tabelle 20).

Die Altersverteilung der Patienten geht aus Tabelle 21 hervor.

Eine Anastomoseninsuffizienz wurde bei insgesamt 77 Patienten (= 15,4%) nachgewiesen. Wundinfekte jedoch fanden sich bei 30% der Operierten, darunter in 8% in Kombination mit Anastomoseninsuffizienz. Jede zweite Anastomoseninsuffizienz machte sich also mit einem Wundinfekt bemerkbar (s. Tabelle 22); erst die röntgenologische Frühkontrolle der Anastomose bewies dann eine Nahtdehiscenz.

Tabelle 20. Verhältnis Wahloperation : Notfalloperation (500 Colonanastomosen 1967—1972)

	Wahloperation	Notfalloperation
Hemicolektomie rechts	71,3%	28,7%
Sigma-/Segmentresektion	75%	25%
Hemicolektomie links	84,7%	15,3%
Anterior-Resektion	95,5%	4,5%
Total	78,6%	21,4%

Tabelle 21. Altersverteilung (500 Colonanastomosen 1967—1972) nach Operationsart

	< 40	41—60	61—80	> 80 Jahre
Hemicolektomie rechts	27	38	80	19
Sigma-/Segmentresektion	12	43	114	19
Hemicolektomie links	3	24	32	0
Anterior-Resektion	4	36	47	2
Anzahl der Operationen total	46 (9,2%)	141 (28,2%)	273 (54,6%)	40 (8%)

Tabelle 22. Wundinfekt und Anastomoseninsuffizienz (500 Colonanastomosen 1967—1972)

Wundinfekt	30%
Anastomoseninsuffizienz	15,4%
davon Kombination:	
Wundinfekt + Anastomoseninsuffizienz	8%

Eine kleine Anastomoseninsuffizienz heilte in der Regel nach vorübergehender Fistelung ohne weitere Therapie spontan aus. Relativ selten zeigte sich eine breite Anastomoseninsuffizienz mit septischen Komplikationen (Absceß, Peritonitis, septischer Schock), wobei aber eine in den ersten postoperativen Tagen auftretende Anastomoseninsuffizienz akut das Leben bedrohte.

Die Letalität der Colonresektion betrug insgesamt 11% und war bei den Notfalloperationen mit 23% auffallend höher als bei den Wahleingriffen mit 7,6%. Dagegen zeigte die Art des Eingriffes weniger deutliche Unterschiede in der Letalität (s. Tabelle 23).

Zwischen Operationsindikation und Letalität ließ sich bei Resektionen mit primärer Anastomose insgesamt keine Abhängigkeit aufdecken (s. Tabelle 24).

Interessant ist die Beobachtung, daß die operative Gesamtletalität bei primärer Colonresektion wegen Diverticulitis (= 11,6%) gegenüber derjenigen beim Dickdarmkrebs (= 10,6%) nur unwesentlich erhöht war, obwohl notfallmäßige Eingriffe mit gesteigertem Risiko infolge Perforation oder Peritonitis bei der Diverticulitis häufiger gesehen wurden als beim Carcinom.

Hingegen fanden sich unter 35 Todesfällen bei Carcinom 11 Notfalleingriffe wegen Ileus oder Perforation (= 31%) und unter den 12 Todesfällen bei Diverticulitis 9 notfallmäßige Resektionen (= 75%), wovon 7 wegen Perforation und 2 aufgrund von Blutung.

Die Aufschlüsselung der Todesfälle auf Altersgruppen ließ erkennen, daß das Alter der Patienten sich auf die Operationsletalität auswirkte (s. Abb. 42).

Das Durchschnittsalter der Verstorbenen betrug 72,5 Jahre (38—88 Jahre); nur 8 der 55 Verstorbenen waren weniger als 65jährig (38, 42, 44, 52, 54, 56, 60 und 64 Jahre).

Tabelle 23. Letalität (500 Colon-Resektionen und -Anastomosen 1967—1972)

	Wahloperation	Notfalleingriff	Total
Hemicolektomie rechts	7,7%	28%	13,4%
Sigma-/Segmentresektion	10%	19%	12,3%
Hemicolektomie links	4%	22%	6,7%
Anterior-Resektion	5,9%	25%	6,7%
Durchschnittlich	7,6%	23%	11%

Tabelle 24. Operationsindikationen und Letalität bei Colon-Resektionen mit primärer Anastomosierung (Notfälle und Wahleingriffe)

Indikation	Anzahl	Anzahl †	Letalität
Carcinom	329 (= 65,8%)	35	10,6%
Diverticulitis	103 (= 20,6%)	12	11,6%
Andere Indikationen (M. Crohn, Colitis ulcerosa, Volvulvus, etc.)	68 (= 13,6%)	8	11,8%
Total	500 (= 100%)	55	11%

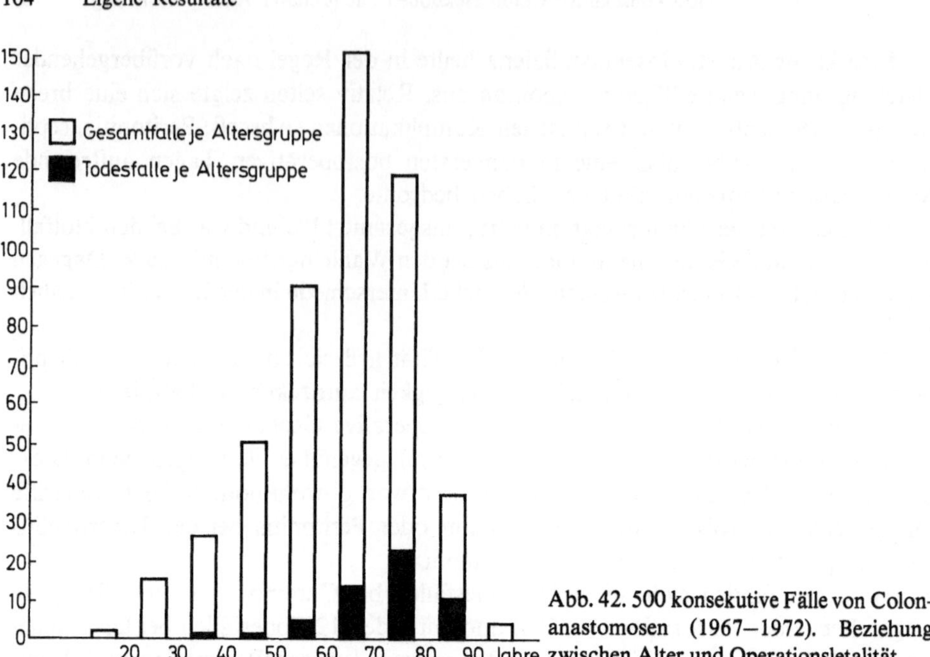

Abb. 42. 500 konsekutive Fälle von Colonanastomosen (1967—1972). Beziehung zwischen Alter und Operationsletalität

Unter den weiteren, die Letalität beeinflussenden Faktoren ist vor allem die Anastomoseninsuffizienz zu nennen; sie wurde in unserem Krankengut bei Wahloperationen in 14% und bei Notfalleingriffen in 21% nachgewiesen, wobei die Anastomoseninsuffizienz in 50% der Fälle am letalen Ausgang ursächlich mindestens beteiligt war (s. Tabelle 25 und 26), in 15 Fällen jedoch direkt zum fatalen Ende geführt hatte.

Damit war auch dem Operateur eine wichtige prognostische Rolle zuzumessen, wie schon Gilbertsen (1971) vorsichtig angedeutet hatte; er berichtete über ein Ansteigen der Operationsletalität der kurativen Colonresektion bei Carcinom von 6% bei 199 Operationen der Jahre 1940—1950 auf 9% bei 278 Eingriffen der Jahre 1951—1963, die mit einer Zunahme der Anzahl von in Ausbildung begriffenen Operierenden in Verbindung gebracht wurde. In unserem Krankengut von 500 Colonresektionen hatte der Erfahrendste 89 eigene konsekutive primäre Resektionen (mit 9

Tabelle 25. Häufigkeit der Anastomoseninsuffizienz. Letalität und Insuffizienz (1967—1972) bei Wahleingriffen

Wahleingriffe	n	Insuffizienz	† mit Insuffizienz	† total
Hemicolektomie rechts	117	10	1	9
Sigma-/Segmentresektion	141	26	11	14
Hemicolektomie links	50	6	1	2
Anterior-Resektion	85	13	2	5
	393	55 (14%)	15 (4%)	30 (8%)

Tabelle 26. Häufigkeit der Anastomoseninsuffizienz. Letalität und Insuffizienz (1967–1972) bei Notfalleingriffen

Notfälle	n	Insuffizienz	† mit Insuffizienz	† total
Hemicolektomie rechts	47	8	6	13
Sigma-/Segmentresektion	47	11	5	9
Hemicolektomie links	9	2	1	2
Anterior-Resektion	4	1	1	1
	107	22 (21%)	13 (12%)	25 (23%)

Anastomoseninsuffizienzen) bei einer Operationsletalität von 5,6% (bei Wahloperationen 2,6%) durchgeführt, während die anderen Operateure zusammen bei den verbleibenden 411 Resektionen (mit 68 Anastomoseninsuffizienzen) eine Letalität von 11,9% zu beklagen hatten.

Die weitere Analyse der total 55 Todesfälle dieser Serie von 500 Colonresektionen mit primärer Anastomose zeigte folgendes:

a) Operationsindikationen zum Eingriff

In 35 Fällen ergab ein Carcinom die Indikation zur Operation, davon in einem Drittel der Fälle wegen Ileus oder Tumorperforation. Auch unter den 12 Fällen von Diverticulitis fanden sich 7 mit Perforation. 2 weitere Perforationen waren je einmal traumatisch und einmal instrumentell bedingt. Bei einem Viertel der Verstorbenen stellte also eine Perforation die Operationsindikation dar (s. Tabelle 27).

Tabelle 27. Operationsindikation bei 55 postoperativ nach Colonresektion mit primärer Anastomose Verstorbenen

Grundkrankheit	Anzahl
Carcinom	35
– davon mit Ileus 6	
– davon mit Perforation 5	
Diverticulitis	12
– davon mit Perforation 7	
– davon mit Blutung 2	
Colitis	2
Mesenterialinfarkt	3
Colonvolvulus	1
Colonperforation aus anderer Ursache	2
Total	55

Tabelle 28. Begleitkrankheiten bei 11 der 55 Verstorbenen

Lebermetastasen	4
Mechanischer Ikterus	1
Lebercirrhose	1
Pankreascarcinom	1
Leukämie	1
Diabetes mellitus	1
Herzkrankheit	2
Urämie	1
Dünndarmvolvulus	1
	13

b) Begleitkrankheiten

11 der 55 Verstorbenen litten an insgesamt 13 schwerwiegenden, konkomittierenden Krankheiten, die ihrerseits wiederum das Leben bedrohten (s. Tabelle 28).

c) Gleichzeitig durchgeführte Operationen

Bei 6 der 55 Verstorbenen war neben der primären Colonresektion noch gleichzeitig ein weiterer Eingriff durchgeführt worden, davon eine Magenresektion und eine Operation nach Whipple bei Carcinom (s. Tabelle 29).

Tabelle 29. Gleichzeitig durchgeführte weitere Operationen bei 6 der 55 verstorbenen Patienten

Cöcostomie	4
Magenresektion	1
Operation nach Whipple	1
Eingriffe	6

d) Komplikationen und Todesursache

Insgesamt 81 schwerwiegende Komplikationen wurden postoperativ bei diesen 55 Patienten beobachtet; unter den Todesursachen figurierte mit 15 Fällen an erster Stelle die Sepsis nach Anastomoseninsuffizienz, gefolgt von 12 Fällen mit respiratorischer Insuffizienz. Weitere wichtige Todesursachen waren Lungenembolie (6 Fälle), Herzinsuffizienz (6 Fälle), Niereninsuffizienz (5 Fälle) und Stressulcus (3 Fälle):

Tabelle 30. Komplikationen und Todesursachen bei den 55 postoperativ nach Colonresektion Verstorbenen

Komplikation	Anzahl	Todesursache	Anzahl †
Anastomoseninsuffizienz und Sepsis	28	Sepsis	15
Intraabdomineller Absceß ohne Anastomoseninsuffizienz	2		—
Pneumonie	16	respiratorische Insuffizienz	12
Lungenembolie	8	Lungenembolie	6
Herzinsuffizienz	7	Herzinsuffizienz	6
Niereninsuffizienz	6	Niereninsuffizienz	5
Stressulcus	5	Stressulcus	3
Postoperativer Ileus	1		—
Enterocolitis	1	Enterocolitis	1
Dünndarminfarkt	1	Dünndarminfarkt	1
Dünndarmperforation	1	Dünndarmperforation	1
Aneurysma dissecans der Aorta abdominalis	1	Aneurysma dissecans der Aorta abdominalis	1

Tabelle 30. [Fortsetzung]

Komplikation	Anzahl	Todesursache	Anzahl †
Apoplexie	1	Apoplexie	1
Leberinsuffizienz	1	Leberinsuffizienz	1
Tumorkachexie	2	Tumorkachexie	2
Total	81 Komplikationen		55 Todesfälle

Zusammenfassend kann gesagt werden, daß hohes Alter der Patienten, Begleitkrankheiten, Komplikationen der Grundkrankheiten, die zu Notfalleingriffen zwingen, erweiterte Resektionen und postoperative Komplikationen, worunter vor allem die Anastomoseninsuffizienz und die respiratorische Insuffizienz zu nennen sind, den Patienten bei der Colonresektion mit primärer Anastomosierung gefährden, daß aber diese Resultate sich durchwegs mit denjenigen der Literatur vergleichen lassen, wo große Sammelstatistiken für Dickdarmresektionen eine Letalität von 5—20% angeben, wobei die Operationsletalität im Ileus oder bei Perforationen anderenorts bis zu 50% beträgt.

2. Prospektive Studie über 100 konsekutive Colonanastomosen mit einreihiger Allschichtnaht und radiologischer Frühkontrolle

Nachdem wir bereits retrospektiv über 500 Colonresektionen mit primärer Anastomosierung der Jahre 1967—1972 aus unserer Klinik sowie über die Resultate des Weltschrifttums berichtet haben, lag es nahe, anhand einer prospektiven Studie mit röntgenologischer Frühkontrolle der Anastomose die Leistungsfähigkeit der von uns in der vorliegenden Arbeit dargelegten Prinzipien mitzuteilen. Zu diesem Zwecke sind prospektiv 100 konsekutive typische Colonresektionen mit einreihiger Allschichtnaht in der Zeit von Juni 1973 bis September 1974 erfaßt und 10—12 Tage postoperativ radiologisch nachuntersucht worden.

Es handelte sich um 59 Männer und 41 Frauen, die zwischen 23 und 91 Jahre alt waren und ein Durchschnittsalter von 62,1 Jahre aufwiesen.

Die dabei notwendig gewordenen Eingriffe wurden nach Art der Operation wie folgt gruppiert:

Tabelle 31. Art des Eingriffes bei 100 konsekutiven Colonresektionen

Colonresektionen	Anzahl der Fälle
HR = Hemicolektomie rechts	36
SR = Segmentresektion	30
HL = Hemicolektomie links	16
AR = Anterior-Resektion	18
Total	100

Folgende Zustände stellten im einzelnen die Indikation zu den Colonresektionen (s. Tabelle 32).

Zwischen Durchschnittsalter und Art der Colonresektion ließ sich keine eindeutige Beziehung ermitteln, es sei denn, daß eine Hemicolektomie rechts bei durchschnittlich jüngeren Patienten notwendig wurde als eine Anterior-Resektion, wohl dadurch begründet, daß bei letzterem Eingriff relativ häufiger ein Carcinom die Indikation zur Operation gegeben hatte (s. Tabelle 33).

Bei 35 der 100 Patienten hatte das Grundleiden schon zu primären Komplikationen geführt, nämlich in 17 Fällen zu Ileus, in 15 Fällen zu einer Perforation und in 3 Fällen zu einer bedrohlichen Dickdarmblutung (s. Tabelle 34).

Bei vorbestehendem Ileus (17 Fälle) wurde 7mal eine notfallmäßige und 3mal eine elektive Resektion mit primärer Anastomosierung ohne proximale Entlastungsfistel sowie 7mal ein mehrzeitiges Procedere nach vorgängig angelegter Kotableitung gewählt (s. Tabelle 35).

Tabelle 32. Operationsindikation und Art der Resektion

Operationsindikation	Art der Resektion								Total	
	HR		SR		HL		AR			
	n	†	n	†	n	†	n	†	n	†
Carcinom	25	(–)	16	(1)	13	(1)	15	(1)	69	(3)
Entarteter Polyp	–	(–)	5	(–)	–	(–)	1	(–)	6	(–)
M. Crohn	7	(–)	–	(–)	1	(–)	1	(–)	9	(–)
Diverticulities	1	(1)	6	(1)	1	(–)	1	(1)	9	(3)
Iatrogene Colonverletzung	1	(–)	–	(–)	–	(–)	–	(–)	1	(–)
Ischämische Colitis	–	(–)	–	(–)	1	(1)	–	(–)	1	(1)
Aneurysma der A. ileo-colica	1	(–)	–	(–)	–	(–)	–	(–)	1	(–)
Sigmavolvulus	–	(–)	1	(–)	–	(–)	–	(–)	1	(–)
M. Hodgkin	–	(–)	1	(–)	–	(–)	–	(–)	1	(–)
Postappendicitischer Absceß	1	(–)	–	(–)	–	(–)	–	(–)	1	(–)
Oesophagusersatzplastik durch Colon	–	(–)	1	(–)	–	(–)	–	(–)	1	(–)
Total	36	(1)	30	(2)	16	(2)	18	(2)	100	(7)

Tabelle 33. Durchschnittsalter und Art der Resektion

Art der Resektion	Anzahl		Durchschnittsalter (Jahre)		
	♂	♀	♂	♀	♂ + ♀
HR	21	15	58,1	60,1	58,9
SR	17	13	62,2	61,1	61,7
HL	8	8	64,1	63,9	64,0
AR	13	5	67,3	67,4	67,3
Total	59	41	62,1	62,1	62,1

Tabelle 34. Primäre Komplikationen des Grundleidens und Art der Resektion

Art der Resektion	Ileus		Perforation		Blutung		Total	
	n	†	n	†	n	†	n	†
HR	7	(–)	4	(1)	3	(–)	14	(1)
SR	3	(–)	2	(2)	–	(–)	5	(2)
HL	6	(–)	2	(1)	–	(–)	8	(1)
AR	1	(–)	7	(1)	–	(–)	8	(1)
Total	17	(–)	15	(5)	3	(–)	35	(5)

(Spaltenüberschrift: Anzahl Fälle mit)

Tabelle 35. Operationstaktik bei 100 konsekutiven Colonresektionen nach Art des Eingriffes

Operationstaktik	HR		SR		HL		AR		Total	
	n	†	n	†	n	†	n	†	n	†
1. Notfallresektionen										
Primäre Anastomosierung										
– ohne proximale Kotableitung	9	(1)	2	(1)	1	(–)	–	(–)	12	(2)
– mit protektiver Kotableitung	–	(–)	1	(1)	1	(1)	1	(1)	3	(3)
2. Wahloperationen										
Resektionen mit primärer Anastomosierung ohne Kotableitung	26	(–)	26	(–)	9	(1)	17	(1)	78	(2)
Mehrzeitiges Procedere	1	(–)	1	(–)	5	(–)	–	(–)	7	(–)
Total	36	(1)	30	(2)	16	(2)	18	(2)	100	(7)

(Spaltenüberschrift: Art der Resektion)

Tabelle 35 gibt einen Überblick über die angewandte Operationstaktik nach Art der Resektion. Es wurden demnach 15 der 100 Colonresektionen notfallmäßig vorgenommen, und zwar 7 wegen Ileus, 7 wegen Perforation und 1 wegen Blutung (s. Tabelle 36).

Bemerkenswert war, daß 8 der insgesamt 15 Fälle von Dickdarmperforationen bei den 9 Patienten mit Diverticulitis beobachtet wurden, so daß somit rund die Hälfte aller Perforationen bei Diverticulitis gesehen wurde, und die große Mehrzahl aller wegen Diverticulitis in chirurgische Behandlung kommenden Patienten intraoperativ bereits eine freie oder gedeckte Dickdarmperforation zeigte; alle operativ behandelten Patienten mit Diverticulitis wurden einer Resektionstherapie unter Entfernung des septischen Herdes und primärer Colonanastomosierung zugeführt, davon 3 unter Notfallbedingungen ohne Darmvorbereitung.

6 weitere Perforationen waren durch ein Carcinom bedingt, und in einem Fall hatte eine iatrogene Verletzung die Colonperforation verursacht.

Tabelle 36. Indikationen zur notfallmäßigen Resektion

Art der Resektion	Notfalleingriff wegen						Total	
	Ileus		Perforation		Blutung			
	n	†	n	†	n	†	n	†
HR	5	(–)	3	(1)	1	(–)	9	(1)
SR	1	(–)	2	(2)	–	(–)	3	(2)
HL	1	(–)	1	(1)	–	(–)	2	(1)
AR	–	(–)	1	(1)	–	(–)	1	(1)
Total	7	(–)	7	(5)	1	(–)	15	(5)

Tabelle 37. Gleichzeitig mit der Colonresektion zusätzlich durchgeführte Eingriffe

Art des zusätzlichen Eingriffes	Anzahl Eingriffe nach Art der Resektion								Total	
	HR		SR		HL		AR			
	n	†	n	†	n	†	n	†	n	†
Erweiterte Resektionen:										
– Magen	1	(–)	2	(–)	–	(–)	–	(–)	3	(–)
– Dünndarm	1	(1)	3	(–)	2	(–)	1	(–)	7	(1)
– Colon	3	(–)	–	(–)	–	(–)	–	(–)	3	(–)
– Pankreas	–	(–)	1	(–)	–	(–)	–	(–)	1	(–)
– Milz	–	(–)	2	(–)	2	(1)	–	(–)	4	(1)
Cholecystektomie	3	(–)	–	(–)	1	(–)	–	(–)	4	(–)
Appendektomie	–	(–)	4	(–)	6	(–)	7	(–)	17	(–)
Cöcostomie	–	(–)	1	(1)	1	(1)	1	(1)	3	(3)
Anzahl Eingriffe total	8	(1)	13	(1)	12	(2)	9	(1)	42	(5)
bei Anzahl Patienten	7		10		9		8		34	

Bei 34 der im ganzen 100 Patienten wurden gleichzeitig mit dem Haupteingriff noch die folgenden 42 Operationen notwendig: s. Tabelle 37.

48 der 69 Operationen bei Carcinom wurden vom Operateur als kurativ und 21 als palliativ betrachtet (s. Tabelle 38).

Bei 58 der 100 Patienten traten postoperativ insgesamt 92 Komplikationen auf, vorwiegend Wundinfekte (25 Fälle), Pneumonie (14 Fälle) und ein postoperativer Ileus von mehr als 5 Tage Dauer (11 Fälle): s. Tabelle 39.

In der Folge kamen insgesamt 7 der 100 Patienten mit Colonresektion ad exitum, wobei als terminale Todesursache in 3 Fällen eine breite Anastomoseninsuffizienz mit Sepsis, in 2 Fällen eine Herzinsuffizienz und in je 1 Fall ein intraabdomineller Absceß und eine Lungenembolie nachgewiesen wurden (s. Tabelle 40).

Die Letalität nach Art der Resektion ist in Tabelle 41 zusammengestellt.

Tabelle 38. Art der Resektion und Letalität bei den 69 Fällen mit Carcinom

Art der Operation	Anzahl Patienten				Total	
	kurative Eingriffe		palliative Eingriffe			
	n	†	n	†	n	†
HR	16	(–)	9	(–)	25	(–)
SR	10	(–)	6	(1)	16	(1)
HL	10	(–)	3	(1)	13	(1)
AR	12	(1)	3	(–)	15	(1)
Total	48	(1)	21	(2)	69	(3)
Quote	69%		31%		100%	
Letalität bei Carcinom	2%		9%		4,4%	

Tabelle 39. Postoperative Komplikationen

Art der Komplikation	Anzahl Komplikationen								Total	
	HR		SR		HL		AR			
	n	†	n	†	n	†	n	†	n	†
Wundinfekt	12	(–)	7	(–)	4	(–)	2	(–)	25	(–)
Platzbauch	2	(–)	1	(–)	1	(–)	1	(–)	5	(–)
Intraabdominaler Absceß	–	(–)	–	(–)	1	(1)	3	(–)	4	(1)
Stuhlfistel klinisch	4	(1)	6	(–)	1	(–)	4	(2)	15	(3)
nur röntgenologisch	1	(–)	3	(–)	–		2	(–)	6	(–)
Ileus	4	(–)	4	(–)	2	(–)	1	(–)	11	(–)
Iatrogene Darmverletzung	–	(–)	–	(–)	–	(–)	1	(–)	1	(–)
Pneumonie	5	(–)	4	(–)	4	(–)	1	(–)	14	(–)
Lungenembolie	–	(–)	1	(1)	1	(–)	–	(–)	2	(1)
Herzinsuffizienz	1	(–)	2	(1)	2	(1)	2	(–)	7	(2)
Niereninsuffizienz	–	(–)	1	(–)	–	(–)	–	(–)	1	(–)
Blutung	1	(–)	–	(–)	–	(–)	–	(–)	1	(–)
Total Komplikationen	30	(1)	29	(2)	16	(2)	17	(2)	92	(7)
bei Anzahl Patienten	19		19		9		11		58	

Die weitere Analyse der Todesfälle zeigte die folgenden 10 prognostisch belastenden Faktoren bei den betroffenen 7 Patienten insgesamt 33mal:

Das Durchschnittsalter der postoperativ Verstorbenen lag mit 71,1 Jahren (zwischen 49 und 91 Jahre) deutlich über dem Gesamtdurchschnitt von 62,1 Jahren.

Bei der Aufschlüsselung nach Grundleiden fanden sich unter den 9 Patienten mit Diverticulitis und den 69 Patienten mit Carcinom je 3 Todesfälle (darunter 2 To-

Tabelle 40. Verzeichnis der 7 Todesfälle

Nr.	Alter	Ge-schlecht	präoperative Diagnose	Operation	Komplikation	Todesursache	Tage postoperativ
1	76	♂	perforiertes Coecum-divertikel + Dünn-darmvolvulus	notfallmäßige Hemicolektomie rechts + Dünndarmresektion	Anastomosen-insuffizienz	Sepsis	13
2	49	♂	perforierte Diverticulitis	notfallmäßige Sigma-segmentresektion	Lungenembolie	Lungenembolie	5
3	81	♂	perforiertes Carcinom	notfallmäßige palliative Segment-resektion + Cöcostomie	Herzinsuffizienz	Herzinsuffizienz	3
4	91	♂	metastasierendes Carcinom	palliative Hemicolektomie links + Splenektomie	Pneumonie + Ileus	Herzinsuffizienz	8
5	75	♀	perforierte ischämische Colitis	notfallmäßige Hemicolektomie links + Cöcostomie	Peritonitis	septischer Schock	1
6	63	♂	Carcinom	Anteriorresektion + Appendektomie	Anastomosen-insuffizienz	Sepsis	20
7	63	♂	perforierte Diverticulitis	notfallmäßige Anteriorresektion + Cöcostomie	Wundinfekt + Ileus	Anastomosen-insuffizienz	15

desfälle bei den 21 palliativen Resektionen); ferner kam der Patient mit Colonresektion bei ischämischer Colitis ad exitum.

Eine vorbestehende Colonperforation mit Peritonitis erwies sich für den weiteren Verlauf als speziell bedeutungsvoll. Von 15 Patienten mit Perforation verstarben

Tabelle 41. Letalität der Colonresektion

Art der Resektion	Anzahl Operationen	Anzahl †
HR	36	1
SR	30	2
HL	16	2
AR	18	2
Total	100	7

Letalität	
— Notfallsekretion (15 Fälle)	33%
— Elektive Resektion (85 Fälle)	2,3%
Insgesamt	7%

Tabelle 42. Prognostisch ungünstige Faktoren bei den 7 Todesfällen

Faktoren	An- zahl
Alter > 75 Jahre	4
Vorbestehendes Herzleiden	2
Vorbestehende Perforation und Peritonitis	5
Vorbestehender Ileus	1
Vorbestehende Colonblutung	—
Notfallresektion	5
Zusätzlicher Eingriff	6
Palliative Resektion	2
Anastomoseninsuffizienz	3
Andere postoperative Komplikationen	5
Total prognostisch ungünstige Faktoren	33

nach Resektion 5, darunter alle 3 mit gleichzeitig angelegter protektiver proximaler Kotableitung (Cöcostomie).

In insgesamt 15 Fällen war durch die vorbestehende Situation die Indikation zur notfallmäßigen Colonresektion gegeben, die ihrerseits dann mit 5 Todesfällen belastet war (Letalität 33%), während bei der elektiven Resektion unter 85 Patienten nur 2 Todesfälle, davon 1 Patient mit palliativer Resektion bei metastasierendem Carcinom, zu beklagen waren (Operationsletalität 2,3%).

Als prognostisch am ungünstigsten stellte sich eine zur notfallmäßigen Dickdarmresektion zwingende Colonperforation mit vorbestehender Peritonitis heraus, wobei wir 5 von 7 Patienten verloren.

Bei Resektionen im Ileus mit primärer Anastomosierung ließ sich in keinem Falle der letale Ausgang auf das Fehlen einer protektiven Kotfistel zurückführen.

Tabelle 43. Anastomoseninsuffizienz bei den typischen Colonresektionen

Art der Anastomoseninsuffizienz	Art des Eingriffes								Total	
	HR		SR		HL		AR			
	n	†	n	†	n	†	n	†	n	†
Klinisch erkennbare äußere Stuhlfistel	4	(–)	6	(–)	1	(–)	3	(1)	14	(1)
Anastomoseninsuffizienz nur röntgenologisch erfaßt	1	(1)	3	(–)	–	(–)	2	(–)	6	(1)
Anastomoseninsuffizienz erst bei Autopsie nachgewiesen	–	(–)	–	(–)	–	(–)	1	(1)	1	(1)
Röntgenkontrolle der klinisch intakten Anastomose nicht durchführbar	6	(–)	2	(2)	1	(1)	3	(–)	12	(3)
Intakte Anastomose klinisch und röntgenologisch bewiesen	25	(–)	19	(–)	14	(1)	9	(–)	67	(1)
Total	36	(1)	30	(2)	16	(2)	18	(2)	100	(7)

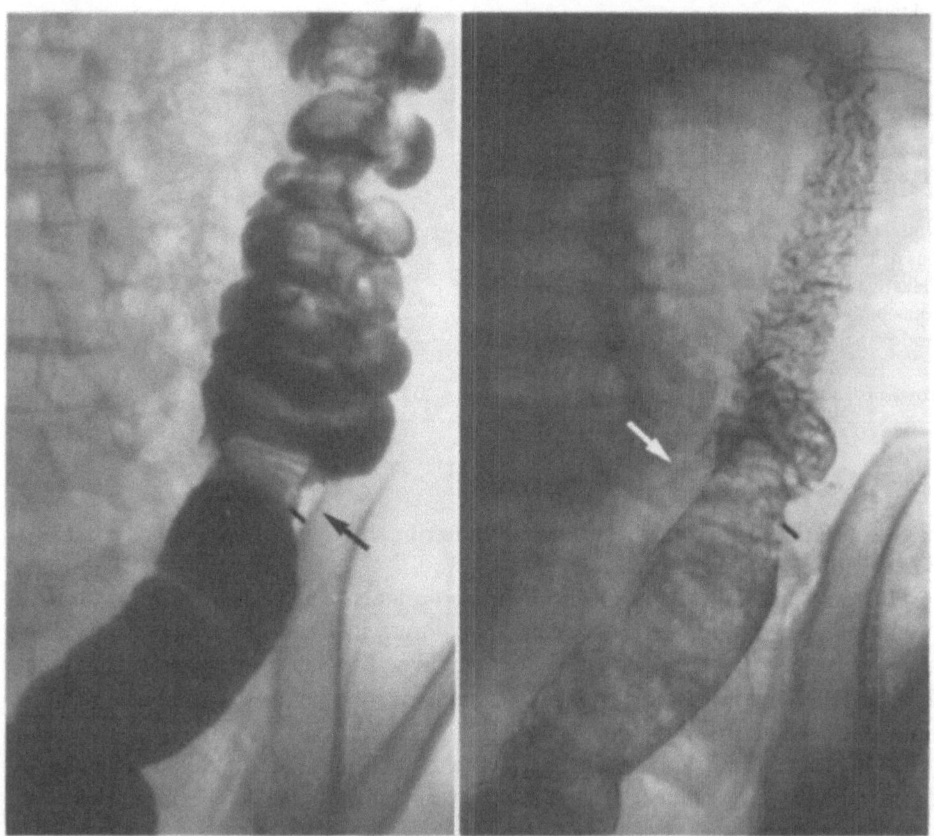

Abb. 43. Anastomosenkontrolle 10 Tage nach linksseitiger Hemicolektomie wegen Carcinoms, villösen Papilloms und polypösen Adenomen des Colons bei einer 63jährigen Frau: *intakte Naht* (mit Clipp markiert)

Im ganzen gesehen handelt es sich also bei der Gruppe der postoperativ Verstorbenen um eine negative Selektion mit Häufung von prognostisch belastenden Umständen. Trotzdem konnte im Vergleich zur früheren Serie mit 500 Colonresektionen mit primärer Anastomosierung die Operationsletalität insgesamt von 11% auf 7% und bei elektiven Resektionen von 7,6% auf 2,3% gesenkt werden, was vor allem der zunehmenden Erfahrung mit der von uns geübten, geschilderten Operationstechnik zuzuschreiben ist.

Radiologische Frühkontrolle der Anastomose. Im Rahmen dieser prospektiven Studie wurde die wahre Incidenz der Anastomoseninsuffizienz bei den typischen Colonresektionen durch routinemäßige röntgenologische Frühkontrolle der Anastomose in der Regel 10–12 Tage postoperativ erfaßt. Diese Resultate wurden tabellarisch zusammengestellt (s. Tabelle 43).

Dabei zeigte sich, daß eine Stuhlfistel klinisch bei 14 der 100 Patienten mit typischer Colonanastomose zu beobachten war; in 6 weiteren Fällen dieser Gruppe wurde eine Anastomoseninsuffizienz nur röntgenologisch und in einem Fall erst bei der Autopsie erkannt.

Radiologische Beispiele von Anastomosenkontrollen geben die Abb. 43–50.

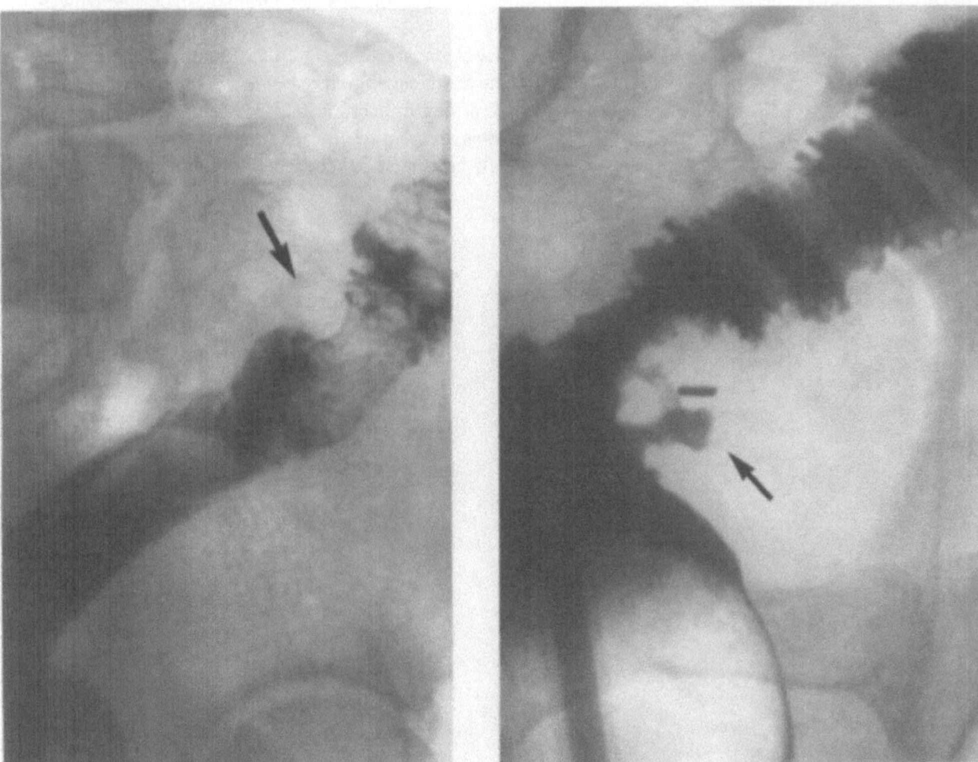

Abb. 44   Abb. 45

Abb. 44. Radiologische Kontrolle 9 Tage postoperativ bei einem 69jährigen Patienten mit Anterior-Resektion wegen Carcinoms und malignen Papillomen des Rectosigmoids: ungestörte Passage und *intakte Anastomose*

Abb. 45. Anastomosenkontrolle mit kleiner radiologischer *Nahtinsuffizienz ohne klinische Manifestation* bei einem 74jährigen Patienten 8 Tage nach Anterior-Resektion wegen Carcinoms

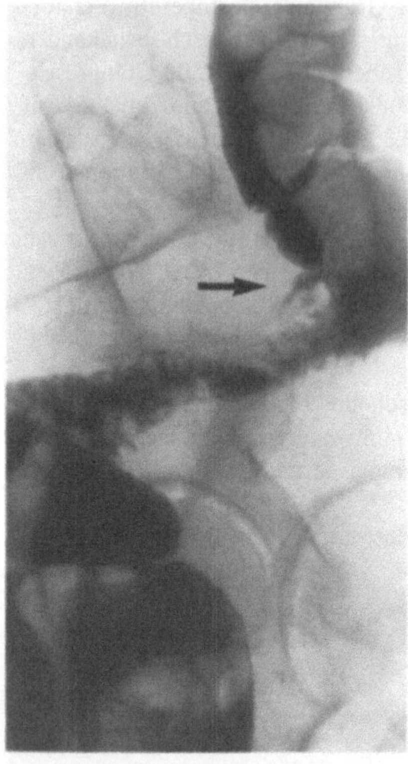

Abb. 46 a und b. Anastomosenkontrolle 12 Tage nach Sigmasegmentresektion wegen Diverticulitis perforata und Actinomycosis des Dickdarms bei einem 59jährigen Patienten. Klinisch war eine vermehrte Sekretion aus der Drainagestelle nachzuweisen
a. Röntgenologisch zeigte das Füllungsbild im seitlichen Strahlengang eine *kleine Nahtinsuffizienz*
b. Erst das Entleerungsbild wies einen *ausgedehnten Kontrastmittelaustritt* aus dem Darmlumen nach. Auch hier nach 3 Wochen Spontanheilung

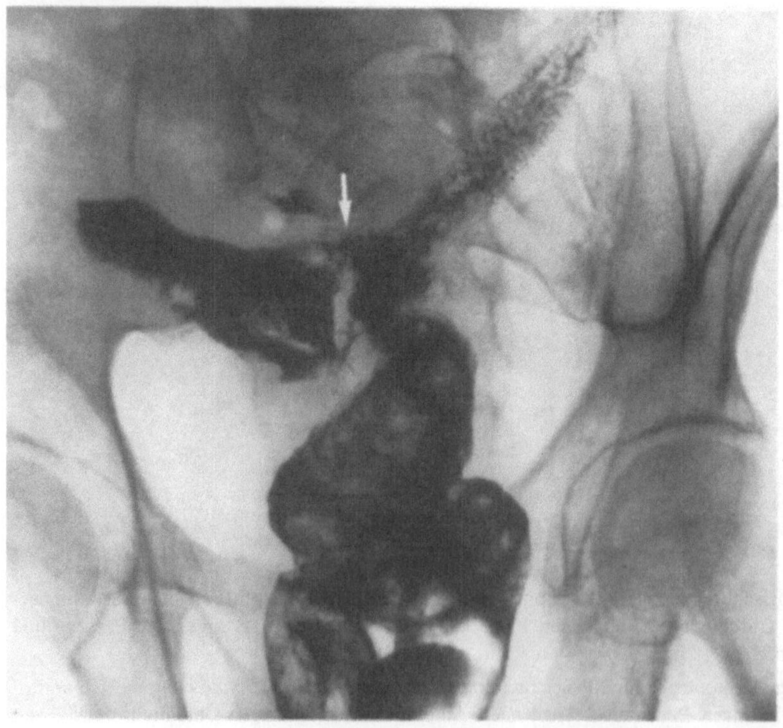

b

Abb. 47

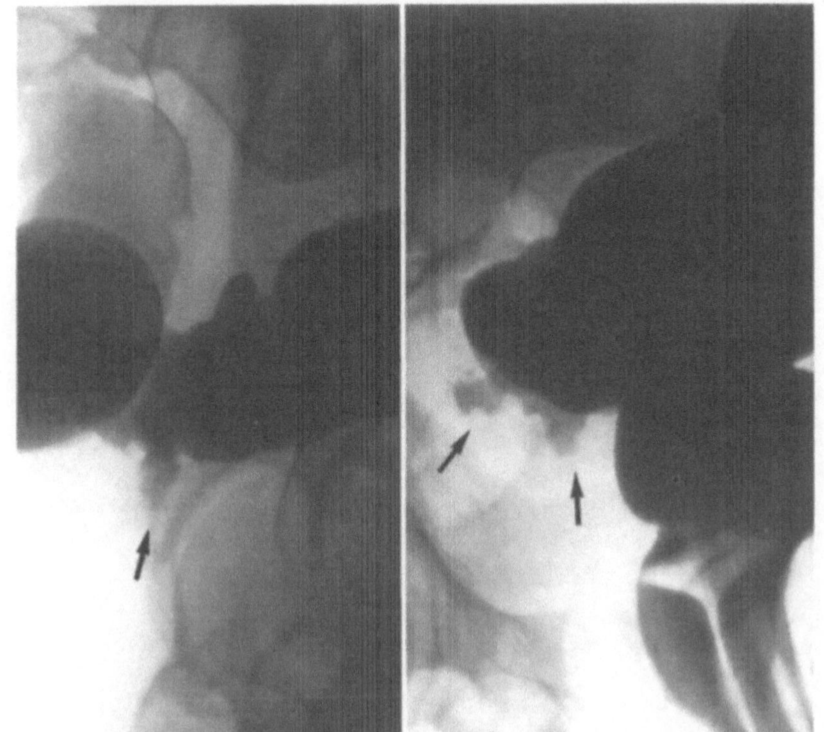

Abb. 48

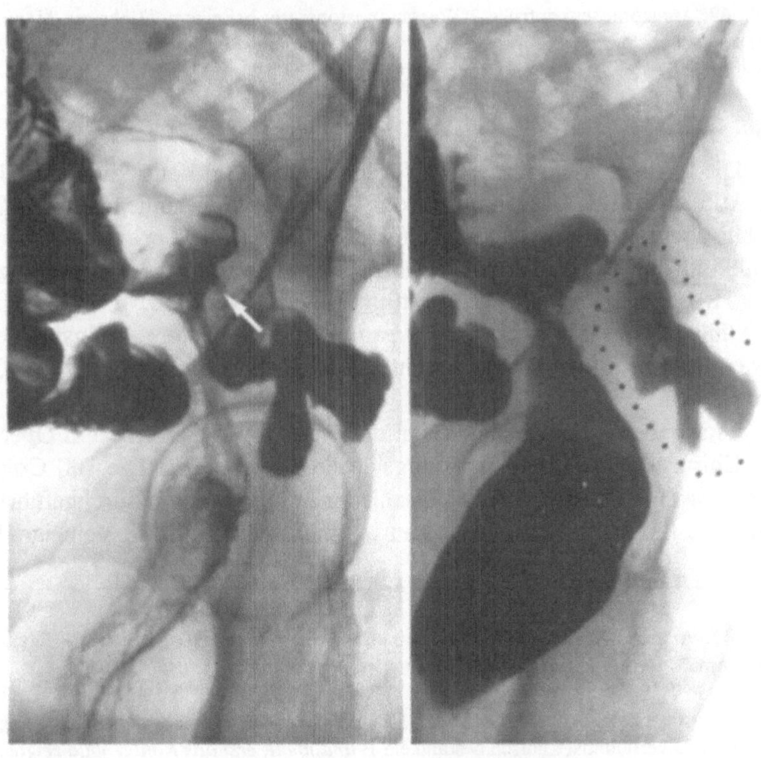

Legenden s. S. 118

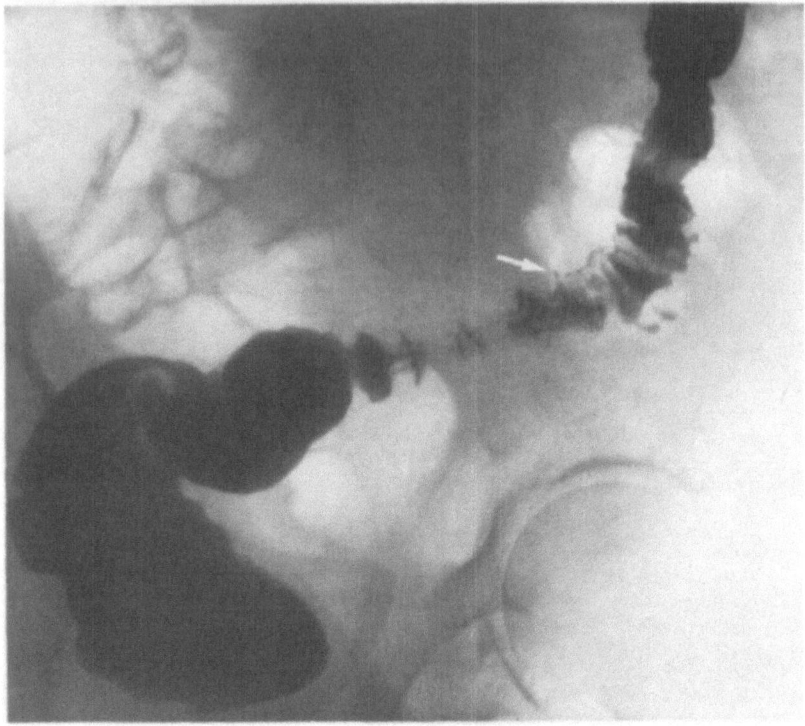

Abb. 49. Anastomosenkontrolle 3 Wochen postoperativ bei einem 73jährigen Mann mit Sigmaresektion wegen perforierten Carcinoms. *Klinisch und radiologisch Stuhlfistel* nachgewiesen, die dann spontan innerhalb von 2 weiteren Wochen ausheilte

Die klinisch erkennbare Insuffizienzrate bei 100 konsekutiven typischen Colonresektionen ist mit 14%, die wahre Insuffizienzquote hingegen mit 21% anzugeben, wobei anzufügen ist, daß in 12% der Fälle eine entsprechende röntgenologische Frühkontrolle der Anastomose fehlte. Damit werden die Feststellungen von Goligher, Rosenberg und anderen bestätigt, daß die wirkliche Insuffizienzrate höher ist als klinisch angenommen wurde, wenn auch die Anastomoseninsuffizienz in unserer Serie nicht die andernorts beobachteten 51% erreichte [Goligher, 1970; Rosenberg, 1971].

Es sei aber nicht verschwiegen, daß auch die Erfahrung und Operationstechnik des Chirurgen eine nicht unwichtige Rolle spielen kann. Die 100 Colonresektionen dieser Gruppe wurden von 19 verschiedenen Operateuren durchgeführt; einer davon zeichnete für 21 Resektionen verantwortlich, wobei nur eine einzige, klinisch nicht

---

Abb. 47. Anastomosenkontrolle bei einem 68jährigen Mann 10 Tage nach Sigmaresektion wegen Carcinoms: *klinisch als Wundinfekt imponierende kleine Nahtinsuffizienz*

Abb. 48. Anastomosenkontrolle bei einer 74jährigen Patientin, 14 Tage nach linksseitiger Hemicolektomie wegen Diverticulitis; klinisch bestand ein *Wundinfekt; erst das Röntgenbild zeigte eine Nahtinsuffizienz*

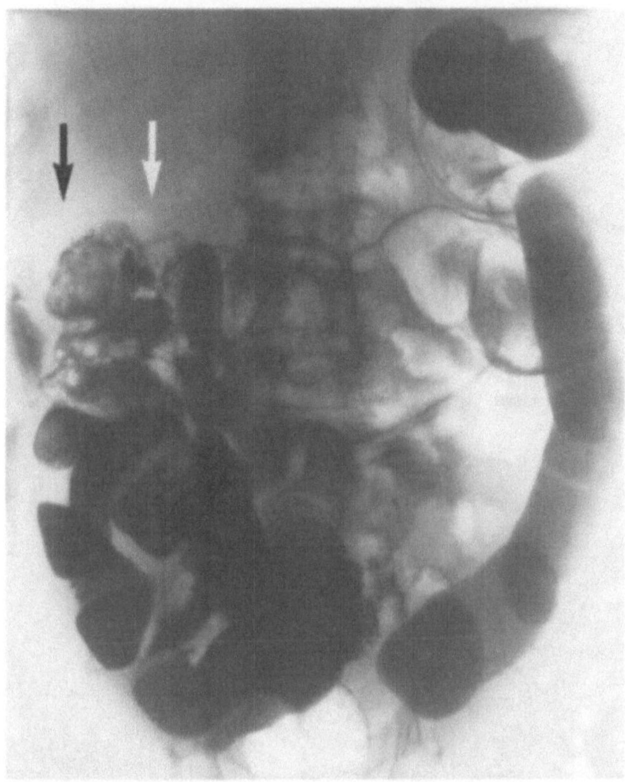

Abb. 50. *Anastomoseninsuffizienz* der Ileotransversostomie bei 76jährigem Mann 9 Tage nach notfallmäßiger Hemicolektomie rechts bei perforiertem Solitärdivertikel des Coecums *mit letalem Ausgang*

manifeste Fistel radiologisch nachzuweisen war, während z. B. ein anderer Chirurg bei 3 Resektionen 3 Anastomoseninsuffizienzen (davon 2 mit letalen Folgen!) zu beklagen hatte.

Insgesamt waren 3 Anastomoseninsuffizienzen am tödlichen Ausgang ursächlich beteiligt. Von den übrigen Nahtinsuffizienzen machten klinisch ein Drittel überhaupt keine Symptome oder imponierten als banaler Wundinfekt; die anderen zwei Drittel heilten alle ohne weiter chirurgische Therapie innerhalb 1—3 Wochen spontan aus und können somit als harmlos und klinisch irrelevant betrachtet werden. Eine bedrohliche Anastomoseninsuffizienz wurde also in dieser prospektiven kontrollierten Serie von 100 konsekutiven typischen Colonresektionen mit der vorgängig beschriebenen Operations- und Anastomosierungstechnik nur in 3% gesehen.

Da die Gesamtletalität der typischen Colektomie 7% betrug, mußte etwa jeder 2. Todesfall auf eine Anastomoseninsuffizienz zurückgeführt werden.

Deshalb können Fortschritte des chirurgischen Vorgehens und im speziellen der Anastomosierungstechnik gewiß dann die Prognose der Colonresektionen signifikant verbessern, wenn sie vor allem Nahtinsuffizienzen und ihre septischen Folgen zu verhüten suchen, wozu auch diese Arbeit ihren Beitrag leisten möchte.

Literatur

Adson, M. A., Cooperman, A. M., Farrow, G. M.: Ileorectostomy for ulcerative disease of the colon. Arch. Surg. **104**, 424 (1972).

Aeberhard, P., Arma, S., Akovbiantz, A.: Über Colondiverticulitis. Langenbecks Arch. Chir. **323**, 189 (1969).

Akovbiantz, A., Lindenberg, K.: Die Myotomie in der Behandlung der Kolon-Divertikulose und -Divertikulitis. Helv. chir. Acta **39**, 809 (1972).

Alexander, H. C.: Colonic decompression and lavage in anterior resection of the rectosigmoid. Surg. Gynec. Obstet. **135**, 284 (1972).

Alexander, J. W., Kaplan, J. Z., Altemeier, W. A.: Role of suture materials in the development of wound infection. Ann. Surg. **165**, 192 (1972).

Alfidi, R. J., Esselstyn, C. D., Tarar, R., Klein, H. J., Hermann, R. E., Weakley, F. L., Turnbull, jr., R. B.: Recognition and angio-surgical detection of arterio-venous malformations of the bowel. Ann. Surg. **174**, 573 (1971).

Allgöwer, M.: Weichteilprobleme und Infektionsrisiko der Osteosynthese. Langenbecks Arch. Chir. **329**, 1127 (1971).

Allgöwer, M.: Fortschritte der Technik in der Colonchirurgie. Langenbecks Arch. Chir. **334**, 87 (1973) (Kongreßbericht 1973).

Allgöwer, M., Hasse, J.: Colonresektionen (351 konsekutive Fälle). Ther. Umsch. **28**, 785 (1971).

Allgöwer, M., Hasse, J., Herzog, B.: Colonresektionen. Chirurg **42**, 1 (1971).

Allgöwer, M., Rossetti, M., Rüedi, Th.: Totale Oesophagektomie mit zervikoabdominaler Überbrükkungsplastik beim Karzinom des mittleren und hohen Oesophagus. Thoraxchirurgie **21**, 1 (1973).

Ammann, J., Schöll, H., Vogt, B.: Die selektive intraarterielle Vasopressin-Infusion bei der Behandlung von Blutungen des oberen Gastrointestinaltrakts. Helv. chir. Acta **41**, 147 (1974).

Anders, A., Peveretos, P., Taenzer, V.: Falsch-positive Tumorbefunde des rechten Hemicolon. Chirurg **45**, 127 (1974).

Andersen, J. A.: Linitis plastica of the colon and rectum: report of 2 cases. Dis. Colon Rect. **15**, 217 (1972).

Anderson, B., Korner, B., Ostergaard, A. H.: Topical ampicillin against wound infection after colo-rectal surgery. Ann. Surg. **176**, 129 (1972).

Andersson, A., Bergdahl, L., Zeuchner, E.: Sigmoideo-rectale Invagination mit Prolaps des Rectum. Chirurg **45**, 138 (1974).

Ansfield, F. J.: Chemotherapy of colorectal cancer. Amer. J. Proctol. **23**, 319 (1972).

Ansfield, F. J., Ramirez, G., Skibba, J. L.: Intrahepatic arterial infusion with 5-fluorouracil. Cancer (Philad.) **28**, 1147 (1971).

Arnold, K., Zitzmann, R.: Familiäre Polyposis Coli. Dtsch. med. Wschr. **95**, 454 (1970).

Backmann, L., Bangen, W., Krasemann, P. H., Sasse, W.: Gastro-entero-colische Fisteln, Ursache und Therapie. Med. Mschr. **27**, 213 (1973).

Bacon, H. E.: Present status of the pull-through sphincter-preserving procedure. Cancer (Philad.) **28**, 196 (1971).

Baer, U., Häring, R.: Chirurgische Aspekte der Diverticulitis coli. Med. Welt (Stuttg.) **26**, 873 (1975).

Bähr, R., Petracic, B., Wenzel, R.: Nachuntersuchungen bei Kunstafterträgern. Chir. Praxis 16, 61 (1972).

Baker, W. N. W.: Ileo-rectal anastomasis for Crohn's disease of the colon. Gut 12, 427 (1971).

Barnes, J. P.: Physiological resections of the right colon. In: Maingot, R.: Abdominal operations, Vol. 2, p. 1646. London: Butterworth 1969.

Bartkovich, J., Butterfield, W.: The prevention of anastomotic leaks in eperimental diverticulitis. Rev. Surg. 31, 7 (1974).

Bates, T., Down, R. H. C., Houghton, M. C. V., Lloyd, G. J.: Topical ampicillin in the prevention of wound infection after appendicectomy. Brit. J. Surg. 61, 489 (1974).

Beahrs, O. H., Sanfelippo, P. M.: Factors in prognosis of colon and rectal cancer. Cancer (Philad.) 28, 213 (1971).

Beahrs, O. H., Kelly, K. A., Adson, M. A., Chong, G. C.: Ileostomy with ileal reservoir rather than ileostomy alone. Ann. Surg. 179, 634 (1974).

Beall, A. C., Bricker, D. L., Alessi, F. J., Whisennand, H. H., DeBakey, M. E.: Surgical consideration in the management of civilian colon injuries. Ann. Surg. 173, 971 (1971).

Becker, H., Ungeheuer, E.: Ergebnisse bei einzeitigen Colonresektionen ohne entlastende Darmfistel. Langenbecks Arch. Chir. 329, 349 (1971).

Beling, C. A.: Single-layer-end-to-end-anastomosis. Amer. J. Gastroent. 27, 347 (1957).

Bell, M. J., Kosloske, A. M., Benton, C., Martin, L. W.: Neonatal necrotizing enterocolitis: Prevention of perforation. J. pediat. Surg. 8, 601 (1973).

Bengmark, S., Börjesson, B., Olsson, A., Vang, J.: Chirurgie des métastases hépatiques. Praxis 63, 516 (1974).

Benoit, R., Martinoli S., Allgöwer, M.: Etude des infections post-opératoires. Ther. Umsch. 29, 655 (1972).

Berchtold, R.: Maligne Rektum- und Analtumoren. Gastroent. Fortbildungsk. Praxis, Vol. 3, p. 99. Basel: Karger 1973.

Berci, G., Panish, J., Morgenstern, L.: Diagnostic colonoscopy and colonoscopic polypectomy. Arch. Surg. 106, 818 (1973).

Berman, P. M., Kirsner, J. B.: Diverticular disease of the colon in the elderly. Geriatrics 27, 70 (1972).

Bircher, J. L., Hell, K.: Indikationen zur Appendektomie. Ther. Umsch. 28, 782 (1971).

Blessing, H., Oesch, I., Deucher, F.: Postoperative Morbidität und Letalität nach 615 Operationen am Dickdarm. Helv. chir. Acta 42, 851–855 (1975).

Bleuler, P., Stocker, H., Akovbiantz, A.: Zum Gardner Syndrom. Helv. chir. Acta 40, 755 (1973).

Bloom, B. S., Goldhaber, S. Z., Sugarbaker, P. A., O'Conner, N. E.: Fiberoptics: Morbidity and Cost. New Engl. J. Med. 288, 368 (1973).

Bokelmann, D., Drüner, H. U., Schulz, U.: Klinik und Prognose der Kolon- und Rectum-Karzinome, Dtsch. med. Wschr. 97, 1590 (1972).

Botsford, T. W., Aliapoulios, M. A., Curtis, L. E.: Results of treatment of colorectal cancer at the Peter Bent Brigham Hospital. Amer. J. Surg. 109, 566 (1965).

Botsford, T. W., Healey, S. J., Veith, F.: Volvulus of the colon. Amer. J. Surg. 114, 900 (1967).

Botsford, T. W., Zollinger, R. M.: Diverticulitis of the colon. Surg. Gynec. Obstet. 128, 1209 (1969).

Botsford, T. W., Zollinger, R. M. Jr., Hicks, R.: Mortality of the surgical treatment of diverticulitis. Amer. J. Surg. 121, 702 (1971).

Boyd, R. J., Burke, J. F., Colton, T.: A double-blind clinical trial of prophylactic antibiotics in hip fractures. J. Bone Jt Surg. 55 A, 1251 (1973).

Brehm, H. von, Hirschfeld, J.: Dickdarm-Diverticulitis. In: Indikation zur Operation (G. Heberer, P. Hegemann, Hrsg.) S. 281. Berlin-Heidelberg-New York: Springer 1974.

Brennan, M. J., Talley, R. W., San Diego, E. L.: Critical analysis of 594 cancer patients treated with 5-fluorouracil. In: Proceedings of the international symposium on chemotherapy of cancer (P. A. Plattner, Ed.) p. 118. New York: Elsevier 1964.

Brill, D. R., Bolasny, B., Vix, V. A.: Colonic varices. Amer. J. dig. Dis. 14, 801 (1969).

Bronwell, A. W., Rutledge, R., Dalton, M. L.: Single-layer open gastrointestinal anastomosis. Ann. Surg. 165, 925 (1967).

Brown, C.: Colonic obstruction due to a gallstone. Brit. J. clin. Pract. **26**, 175 (1972).

Buckwalter, J. A., Kent, T. H.: Prognosis and Surgical pathology of carcinoma of the colon. Surg. Gynaec. Obstet. **136**, 465 (1973).

Burdette, W. J.: Identification of antecedents to colorectal cancer. Cancer (Philad.) **28**, 51 (1971).

Burke, J. F.: The effective period of preventive antibiotic action in experimental incisions and dermal lesions. Surgery **50**, 161 (1961).

Burman, J. H., Cooke, W. T., Williams, J. A.: The fate of ileorectal anastomosis in Crohn's disease. Gut **12**, 432 (1971).

Burman, J. H., Thompson, H., Cooke, W. T., Williams, J. A.: The effects of diversion of intestinal contents on the progress of Crohn's disease of the large bowel. Gut **12**, 11 (1971).

Burri, C., Gasser, D.: Der Vena Cava-Katheter. Schriftenreihe Anaesthesiologie und Wiederbelebung, Bd. 54. Berlin-Heidelberg-New York: Springer 1971.

Burt, C. A. V., Handler, J., Haddad, J. R.: Colitis cystica profunda concurrent with and differentiated from mucinous adenocarcinoma. Dis. Colon Rect. **13**, 460 (1970).

Burtin, P., Buffe, D., von Kleist, S.: Die karzino-embryonalen Antigene der menschlichen Tumoren. Triangel **11**, 123 (1972).

Burtin, P., Martin, E., Sabine, M. C., von Kleist, S.: Immunological study of polyps of the colon. J. nat. Cancer Inst. **48**, 25 (1972).

Burton, R. C.: Postoperative wound infection in colonic and rectal surgery. Brit. J. Surg. **60**, 363 (1973).

Butler, E. C. B.: Treatment of carcinoma of the large intestine. Brit. J. Surg. **58**, 29 (1971).

Buxton, R. W., Beazley, R. M.: Carcinoma of the right colon. Amer. J. Surg. **121**, 522 (1971).

Camacho, E. C.: Amebic granuloma and its relationship to cancer of the cecum. Dis. Colon Rect. **14**, 12 (1971).

Cameron, J., Engstrom, F. W., Cameron, D. A.: Surgical treatment of chronic portal-systemic encephalopathy. Arch. Surg. **96**, 269 (1968).

Carter, D. C., Kirkpatrick, J. R.: Stercoral perforation of the sigmoid colon. Brit. J. Surg. **60**, 61 (1973).

Castleman, B., Krickstein, H. I.: Do adenomatous polyps of the colon become malignant? New Engl. J. Med. **267**, 469 (1962).

Castro, El. B., Rosen, P. B., Quan, S. H.: Carcinoma of the large intestine in patients irradiated for carcinoma of cervix and uterus. Cancer (Philad.) **31**, 45 (1973).

Cavojka, J., Dolezel, J.: Die Arteriographie der beiden Mesenterialaterien als ein Beitrag zur Diagnostik der Tumoren des Dickdarms. Radiologe **11**, 247 (1971).

Cerottini, J.-C., Mach, J.-P., Isliker, H.: L'utilité des tests immunologiques en cancérologie. Helv. chir. Acta **40**, 551 (1973).

Chang, F. C., Hogle, H. H., Welling, D. R.: The fate of the negative appendix. Amer. J. Surg. **126**, 752 (1973).

Chapuis, G., Babaiantz, P., Delacrétaz, F.: Entérocolites nécrosantes. Helv. chir. Acta **42**, 223—226 (1975).

Chilimindri, C., Boyd, D. R., Carlson, L. E., Folk, F. A., Baker, R. J., Freeark, R. J.: A critical review of management of right colon injuries. J. Trauma **11**, 651 (1971).

Chughtal, S. Q., Ackerman, N. B.: Perforated diverticulum of the transverse colon. Amer. J. Surg. **127**, 508 (1974).

Clark, D. D., Hubay, Ch. A.: Tube cecostomy: an evaluation of 161 cases. Ann. Surg. **175**, 55 (1972).

Clemençon, G.: Pneumatosis cystoides intestini. Gastroent. Fortbildungsk., Praxis, Vol. 3, p. 116. Basel: Karger 1973.

Cohn, I., Jr.: Intestinal antisepsis. Springfield/Ill.: Ch. C. Thomas 1968.

Cohn, I.: Cause and prevention of recurrance following surgery for colon cancer. Cancer (Philad.) **28**, 183 (1971).

Cohn, I., Jr., Atik, M.: The influence of antibiotics on the spread of tumors of the colon. Ann. Surg. **151**, 917 (1960).

Cohn, I., Jr., Floyd, C. E., Atik, M.: Control of tumour implantation during operations on the colon. Ann. Surg. **157**, 825 (1963).

Colcock, B. P.: Diverticular disease of the colon. Philadelphia: Saunders 1971.

Colcock, B. P., Hume, H. A.: Radiation injury to the sigmoid and rectum. Surg. Gynec. Obstet. **108**, 306 (1959).

Colcock, B. P., Sass, R. E.: Diverticulitis and carcinoma of the colon: differential diagnosis. Surg. Gynec. Obstet. **99**, 627 (1954).

Cole, J. W., Holden, W. D.: Postcolectomy regression of adenomatous polyps of the rectum. Arch. Surg. **79**, 385 (1959).

Cole, W. H.: Exfoliative cytology, dissemination of cancer and preventive measures. In: Maingot, R.: Abdominal operations, Vol. 2, p. 1600. London: Butterworth 1969.

Cole, W. H.: Cancer of the colon and rectum. Symposium. Surg. Clin. N. Amer. **52**, 871 (1972).

Cole, W. H., Packard, D.. Southwick, H. W.: Carcinoma of the colon with special reference to prevention of recurrence. J. Amer. med. Ass. **155**, 1549 (1954).

Comer, T. P.: Primary squamous cell carcinome and adenocanthoma of the colon. Cancer (Philad.) **28**, 1111 (1971).

Conell, A. M., Hilton, C., Irvine, G., Lennard-Jones, J. E., Misiewics, J. J.: Variation of bowel habits in two population samples. Brit. med. J. **1965 II,** 1095.

Cook, G. B., Margulis, A. B.: The silicone foam diagnostic enema. Surgery **50**, 513 (1961).

Copeland, E. M., Jones, R. S., Miller, L. D.: Multiple colon neoplasms. Prognostic and therapeutic implications. Arch. Surg. **98**, 141 (1969).

Corlette, M. B., Jr.: Pancreatitis presenting as a colonic fistula. Arch. Surg. **104**, 708 (1972).

Crile, G., Jr.: Dangers of conservative surgery in abdominal emergencies. Surgery **35**, 122 (1954).

Cronin, K., Jackson, D. S., Dunphy, J. E.: Changing bursting strength and collagen content of the healing colon. Surg. Gynec. Obstet. **126**, 747 (1968).

Cronkhite, L. E., Canada. W. J.: Generalized gastro-intestinal polyposis: an unusual syndrome of polyposis, pigmentation and onychotrophia. New Engl. J. Med. **252**, 1011 (1955).

Dahm, K., Werner, B.: Experimentelles Anastomosen-Carcinom. Langenbecks Arch. Chir. **333**, 211 (1973).

Daly, J. M., Vars, H. M., Dudrick, S. J.: Effects of protein depletion on strength of colonic anastomoses. Surg. Gynec. Obstet. **134**, 15 (1972).

Dardik, H., Dardik, I., Laufman, H.: Clinical use of polyglycol acid polymer as a new absorbable synthetic suture. Amer. J. Surg. **121**, 656 (1971).

Dardik, H., Delany, H. M., Hurwitt, E. S.: Recurrent diverticulitis in a defunctionalized colonic loop. Amer. J. Surg. **108**, 914 (1964).

Davidson, A. I. G., Smylie, H. G., McDonald A., Smith, G.: Ward Design in relation to postoperative wound infection: Part II. Brit. med. J. **1971 I,** 72.

Davidson, J. R. M.: Sigmoido-rectal intussusception. A report of 2 cases. Aust. N. Z. J. Surg. **36**, 43 (1966).

Dawson, J. J.: Subcutaneous placement of the left colon for esophageal bypass. Amer. J. Surg. **35**, 574 (1969).

Debas, H. T., Thomson, F. B.: A critical review of colectomy with anastomosis. Surg. Gynec. Obstet. **135**, 474 (1972).

Deddish, M. R.: Colotomy and coloscopy. Cancer (Philad.) **6**, 1021 (1953).

Deddish, M. R., Hertz, R. E.: Colotomy and coloscopy in the management of mucosal polyps and cancer of the colon. Amer. J. Surg. **90**, 846 (1955).

Dehertog, P.: Pneumatosis coli. T. Gastro-ent. **14**, 345 (1971).

Demling, L.: Was ist neu auf dem Gebiet des Dickdarms? Dtsch. med. Wschr. **97**, 950 (1972)

Demling, L., Classen, M., Frühmorgen, P.: Atlas der Enteroskopie. Berlin-Heidelberg-New York: Springer 1974.

Deucher, F.: Chirurgische Gesichtspunkte bei der Diagnose und Therapie von 426 Dickdarmkarzinomen. Schweiz. med. Wschr. **97**, 570 (1967).

Deucher, F., Munz, W.: Palliativmaßnahmen beim inkurablen Colon-Rectum-Carcinom. Langenbecks Arch. Chir. **329**, 328 (1971).

Deucher, F., Noethiger, F., Widmer, A.: Colonic polyps and carcinoma risk. In: Progress in proctology (J. Hoferichter, Ed.). Berlin-Heidelberg-New York: Springer 1969.

Deucher, F. Oesch, I., Blessing, H.: Komplikationen nach Operationen am Dickdarm. Chirurg **46**, 374 (1975).

Deucher, F., Streuli, H. K.: Die chirurgische Behandlung der Kolonpraekanzerosen. Helv. chir. Acta **40**, 609 (1973).

Deucher, F., Streuli, H. K.: Gutartige Dickdarmgeschwülste. In: Innere Medizin in Praxis und Klinik (H. Hornbostel, W. Kaufmann, W. Siegenthaler, Hrsg.) Bd. 5, S. 15. Stuttgart: Thieme 1973.

Deucher, F., Streuli, H. K.: Endometriose des Dickdarms. In: Innere Medizin in Praxis und Klinik (H. Hornbostel, W. Kaufmann, W. Siegenthaler, Hrsg.) Bd. 5, S. 15. Stuttgart: Thieme 1973.

Deyhle, P., Demling, L.: Coloscopy: technique, results, indication. Endoscopy **3**, 143 (1971).

Dhar, P., Moore, T., Zamcheck, N., Kupchick, H.: Carcinoembryonic antigen (CEA) in colon cancer. Use in preoperative and postoperative diagnosis and prognosis. J. Amer. med. Ass. **221**, 31 (1972).

Dick, W. T.: Erfahrungen mit der dreizeitigen Dickdarm-Resektion bei Kolon-Karzinom. Inaugural-Dissertation, Tübingen 1967.

Dickinson, P. H., Gilmour, J.: Spontaneous rupture of the distal large bowel. Brit. J. Surg. **214**, 43 (1961).

Dodds, W. J., Schulte, W. J., Hensley, G. T., Hogan, W. J.: Peutz-Jeghers syndrom and gastrointestinal malignancy. Amer. J. Roentgenol. **115**, 374 (1972).

De Dombal, F. T.: The role of the surgeon in the management of ulcerative colitis and Crohn's disease. Acta chir. belg. **70**, 549 (1971).

De Dombal, F. T., Burton, I., Goligher, J. C.: Recurrence of Crohn's disease after primary excisional surgery. Gut **12**, 519 (1971).

De Dombal, F. T., Burton, I., Goligher, J. C.: The early and late results of surgical treatment for Crohn's disease. Brit. J. Surg. **58**, 805 (1971).

De Dombal, F. T., Mc Watts, J. K., Watkinson, G., Goligher, J. C.: Local complications of ulcerative colitis: stricture, pseudopolyposis and carcinoma of the colon and rectum. Brit. med. J. **1966 I**, 1442.

Dombrowski, H.: Zur Röntgendiagnostik der granulomatösen Colitis (M. Crohn des Dickdarms), mit einem Beitrag zur Angiographie. Radiologe **11**, 264 (1971).

Donald, J. W., Donald, J. G.: Problems in diagnosis of carcinoma of colon. Ann. Surg. **165**, 705 (1967).

Donaldson, G. A.: The management of perforative carcinoma of the colon. New Engl. J. Med. **258**, 258 (1958).

Donaldson, M. H., Taylor, P., Rawitscher, R., Sewell, J. B.: Colon carcinoma in childhood. Pediatrics **48**, 307 (1971).

Drapanas, T., Lindsey, G.: Emergency subtotal colectomy: preferred approach to management of massively bleeding diverticular disease. Ann. Surg. **177**, 519 (1973).

Dudgeon, D. L., Coran, A. G., Lauppe, F. A., Hodgeman, J. E., Rosenkrantz, J. G.: Surgical management of acute necrotizing enterocolitis in infancy. J. pediat. Surg. **8**, 607 (1973).

Dudrick, S. J., Ruberg, R. L.: Principles and practice of parenteral nutrition. Gastroenterology **61**, 901 (1971).

Dudrick, S. J., Mac Fadyen, B. V., jr., Van Buren, C. T., Ruberg, R. L., Maynard, A. T.: Parenteral hyperalimentation: metabolic problems and solutions. Ann. Surg. **176**, 259 (1972).

Dudrick, S. J., Wilmore, D. W., Vars, H. M.: Long term venous catherization — an adjunct to surgical care study. Curr. Top. surg. Res. **1**, 325 (1969).

Dukes, C. E.: The surgical pathology of tumours of the colon. Med. Press **226**, 512 (1951).

Dukes, C. E.: Familial intestinal polyposis. Ann. roy. Coll. Surg. Engl. **10**, 293 (1952).

Dukes, C. E.: Cancer control in familial polyposis of the colon. Dis. Colon Rect. **1**, 413 (1958).

Duncan, B. R., Dohner, V. A., Oriest, J. H.: The Garnder syndrome: Need for early diagnosis. J. Pediat. **72**, 497 (1968).

Dunphy, J. E.: The effect of colostomy and subtotal colectomy on cancer and polyposis of the colon. Proc. roy. Soc. Med. (suppl.) **52**, 53 (1959).

Duthie, H. L.: Drainage of the abdomen. New Engl. J. Med. **287**, 1081 (1972).

Duthie, H. L., Atwell, J. D.: The absorption of water, sodium and potassium in the large intestine, with particular reference to the effects of villous papillomas. Gut **4**, 373 (1963).

Dwight, R. W., Higgins, G. A., Roswit, B., LeVeen, H. H., Keehn, R. J.: Preoperative Radiation and surgery for cancer of the sigmoid colon and rectum. Amer. J. Surg. **123**, 93 (1972).

Eckmann, L.: Divertikulose und Divertikulitis. Gastroent. Fortbildungskurs. Praxis, Vol. **3**, S. 126. Basel: Karger 1973.

Ekdahl, P. H.: A traumatic colon perforation and Ehlers-Danlos-Syndrom. Lakartidningen **69**, 3305 (1972).

Ellis, H.: Curative and palliative surgery in advanced carcinoma of the large bowel. Brit. med. J. **1971** III, 291.

Enderlin, F., Amstutz, E.: Ileus. Gastroenterologia (Basel) **102**, 92 (1964).

Enterline, H. T., Evan, G. W., Merado-Lugo, R., Miller, L., Fitts, W. T. jr.: Malignant potential of adenomas of colon and rectum. J. Amer. med. Ass. **179**, 322 (1962).

Enquist, I. F.: The incidence and significance of polyps of the colon and rectum. Surgery **42**, 681 (1957).

Eusebio, E. B., Eisenberg, M. M.: Natural history of diverticular disease of the colon in young patients. Amer. J. Surg. **125**, 308 (1973).

Everett, W. G.: Suture materials in general surgery. Progr. Surg. (Basel) **8**, 14 (1970)

Everson, T. C., Allen, M. J.: Subtotal colectomy with ileosigmoidostomy and fulguration of polyps in retained colon. Arch. Surg. **69**, 806 (1954)

Fahrländer, H.: Colitis ulcerosa. In: Innere Medizin in Praxis und Klinik (H. Hornbostel, W. Kaufmann, W. Siegenthaler, Hrsg.), Bd. V, S. 15. Stuttgart: Thieme 1973.

Fahrländer, H., Shalev, E.: Colitis ulcerosa und Enterocolitis regionalis Crohn. Vortrag an der 80. Tagung der Deutschen Gesellschaft für Innere Medizin, 23. 4. 74, Wiesbaden.

Farmer, R. G., Hawk, W. A., Turnbull, R. B., jr.: Carcinoma associated with mucosal ulcerative colitis and with transmural colitis and enteritis (Crohn's disease). Cancer (Philad.) **28**, 289 (1971).

Fenner, A., Allgöwer, M.: Die Spaltung des Sphincter internus nach Eisenhammer bei der therapieresistenten chronischen Obstipation im Kindesalter. Dtsch. med. Wschr. **92**, 528 (1967).

Ferguson, J. A.: Management of villous tumors of the rectum. J. Ky. med Ass. **55**, 996 (1957).

Ferguson, W. H., Chase, W. W.: Emergency definitive one stage surgery for intestinal obstruction. Med. Ann. D. C. **26**, 61 (1957).

Feustel, H., Henning, G.: Kontinente Kolostomie durch Magnetverschluß. Dtsch. med. Wschr. **100**, 1063 (1975).

Fielding, J. F., Lumsdey, K.: Large-bowel perforations in patients undergoing sigmoidoscopy and barium enema. Brit. med. J. **1973** I, 471.

Findlay, C. W., O'Connor, T. F.: Villous adenomas of the large intestine with fluid and electrolyte depletion. J. Amer. med. Ass. **176**, 404 (1961).

Fischer, J. E., Foster, G. S., Aberl, R. M., Abbott, W. A., Ryan, J. A.: Hyperalimentation as primary therapy for inflammatory bowel disease. Amer. J. Surg. **125**, 165 (1973).

Fischer, R.: Patholog.-anatomische Differentialdiagnose der Colitis ulcerosa und Enteritis regionalis. Langenbecks Arch. Chir. **334**, 100 (1973) (Kongreßbericht 1973).

Fisher, E. R., Castro, A. F.: Diffuse papillomatous polyps (villous tumors) of the colon and rectum. Amer. J. Surg. **85**, 146 (1953).

Fisher, E. R., Turnbull, R. B. jr.: Malignant polyps of rectum and sigmoid; therapy based on pathological considerations. Surg. Gynec. Obstet. **94**, 619 (1952).

Flint, B. F., Passaro, E.: Carcinoma associated with tuberculous anorectal fistulas. Amer. J. Surg. **120**, 397 (1970).

Floyd, C. E., Cohn, I., jr.: Obstruction in cancer of the colon. Ann. Surg. **165**, 721 (1967).

Floyd, R. D., Griffen, W. O., jr.: Colonic diverticular disease: changing operative management. Ann. Surg. **173**, 979 (1971).

Franklin, R., McSwain, B.: Juvenile polyps of the colon and rectum. Ann. Surg. **175**, 887 (1972).

Frühmorgen, P., Classen, M., Demling, L.: Krebsdiagnostik im Gastrointestinaltrakt. Fortschr. Med. **26**, 1011 (1973).

Fuchs, H. F.: Die Röntgenuntersuchung des Dickdarms, insbesondere bei Colitis ulcerosa und granulomatosa (Crohn). Fortschr. Med. **89**, 1330 (1971).

Fürstenberg, H. S., Bussmann, J. F., Schneider, B.: Über einige Kolonperforationen nach stumpfem Bauchtrauma. Helv. chir. Acta **40**, 371 (1973).

Galante, M., Dunphy, J. E., Fletcher, W. S.: Cancer of the colon. Ann. Surg. **165**, 732 (1967).

Ganchrow, M. I., Benjamin, H. G.: Ischemic colitis proximal to obstructing carcinoma of the colon. Dis. Colon Rect. **14**, 38 (1971).

Gardner, E. G., Richards, R. C.: Multiple cutaneous and subcutaneous lesions occurring simultaneously with hereditary polyposis and osteomatosis. Amer. J. hum. Genet. 5, 139 (1953).

Gathright, J. B., Cofer, T. W. jr.: Familial incidence of juvenile polyposis coli. Surg. Gynec. Obstet. 138, 185 (1974).

Gaylor, D. W., Clarke, J. S., Kudinoff, Z., Finegold, S. M.: Preoperative bowel „sterilization“: a double blind study comparing kanamycin, neomycin and placebo. In: Antimicrobial agents, annual proceedings. Conference on antimicrobial agents (Peter Gray, Ed.), p. 392. New York: Plenum Publishing Corporation 1960.

Gennaro, A. R., Bacon, H. E.: Re-evaluation of the merit of the liver scan in the management of patients with cancer of the colon and rectum. Dis. Colon Rect. 14, 43 (1971).

Gerber, A., Thompson, R. J.: Use of a tube cecostomy to lower the mortality in acute large intestinal obstruction due to carcinoma, Amer. J. Surg. 110, 893 (1965).

Gerber, A., Thompson, R. J., jr., Reiswig, O. K., Vannix, R. S.: Experiences with primary resection for acute obstruction of the large intestine. Surg. Gynec. Obstet. 115, 593 (1962).

Gerfo, P. L., Gerfo, F. L., Herter, F., Barker, H. G., Hansen, H. J.: Tumor-associated antigen in patients with carcinoma of the colon. Amer. J. Surg. 123, 127 (1972).

Gibson, G. R., Stephens, F. O.: Experimental use of cetrimide in the prevention of wound implantation with cancer cells. Lancet 1966 II, 678.

Gibson, J. Y.: Volvulus of the transverse colon. Sth. med. J. (Bgham, Ala.) 65, 1150 (1972).

Gierhake, F. W.: Postoperative Wundheilungsstörungen. Berlin-Heidelberg-New York: Springer 1970.

Giessler, R., Hoffmann, K., Heberer, G.: Akute und chronische Verschlüsse der Viszeralarterien. Dtsch. med. Wschr. 98, 1112 (1973).

Gilbertsen, V. A.: The earlier diagnosis of adenocarcinoma of the large intestine. Cancer (Philad.) 27, 143 (1971).

Gilbertsen, V. A., Wangensteen, O. H.: The results of efforts for asymptomatic diagnosis of malignant disease. Surg. Gynec. Obstet. 116, 413 (1963).

Gill, W., Fraser, J., Lee, P.: Cryosurgery for neoplasia. Brit. J. Surg. 57, 494 (1970).

Glatthaar, E.: Endometriose, Klinik und Therapie. In: Gynaekologie und Geburtshilfe, Bd. III: Spezielle Gynaekologie, S. 762. Stuttgart: Thieme 1972.

Glotzer, D. J., Gardner, R. C., Goldman, H., Hinrichs, H. R., Rosen, H., Zetzel, L.: Comparative features and course of ulcerative and granulomatous colitis. New Engl. J. Med. 282, 582 (1970).

Gold, P., Freedman, S. O.: Specific carcinoembryonic antigens of the human digestive system. J. exp. Med. 122, 467 (1965).

Goldstein, M., Duff, J. H.: Reconsideration of colostomy in elective left colon resection. Surg. Gynec. Obstet. 134, 593 (1972).

Goligher, J. C.: Surgery of the anus, rectum and colon, second Edition. Baillière, Tindall & Cassell, London: 1967.

Goligher, J. C.: Ileal recurrence after ileostomy and excision of the large bowel for Crohn's disease. Brit. J. Surg. 59, 253 (1972).

Goligher, J. C., de Dombal, F. T., Watts, J. M., Watkinson, G.: Ulcerative colitis. London: Baillière, Tindall & Cassell 1968.

Goligher, J. C., Graham, N. G., deDombal, F. T.: Anastomotic dehiscence after anterior resection of the rectum and sigmoid. Brit. J. Surg. 57, 109 (1970).

Goligher, J. C., Smiddy, F. G.: The treatment of acute obstruction or perforation with carcinoma of the colon and rectum. Brit. J. Surg. 45, 270 (1957).

Göschke, H., Leutenegger, A.: Was ist intravenöse Hyperalimentation? Praxis 62, 1535 (1973).

Gottlieb, M.: The bridging of colonic defects by means of segments of the small intestine. Inaugural-Dissertation, Washington D. C. 1957.

Grange, D., Chauvand, S., Thangapregassam, M. J., Bismuth, H.: Effects of colectomy on encephalopathy in rats with portocaval shunts. Surg. Gynec. Obstet. 138, 537 (1974).

Grant, R. B., Barbara, A. C.: Preoperative and postoperative antibiotic therapy in surgery of the colon. Amer. J. Surg. 107, 810 (1964).

Gray, E. J., Marteinsson, B. T. H.: Dolichocolon: Indications for operation. Amer. Surg. 37, 509 (1971).

Green, G. I., Ramos, P., Bannayan, G. A., McFee, A. S.: Colitis cystica profunda. Amer. J. Surg. 127, 749 (1974)

Gregg, R. O.: The place of emergency resection in the management of obstructing and perforating lesions of the colon. Surgery 37, 754 (1955).

Griffen, W. O., jr., Jewell, W. R., Meeker, W. R., Humphrey, L. J.: Newer concepts of cancer of the colon and rectum: Immunotherapy for patients with cancer of the large intestine. Dis. Colon Rect. 15, 116 (1972).

Grinnell, R. S., Lane, N.: Benign and malignant adenomatous polyps and papillary adenomas of the colon and rectum. Int. Abstr. Surg. 106, 519 (1958).

Grosfeld, J. L., Solit, R. W.: Prevention of wound infection in perforated appendicitis: Experience with delayed wound closure. Ann. Surg. 168, 891 (1968).

Grossi, C. E., Nealon, T. F., Rousselot, L. M.: Adjuvant chemotherapy in resectable cancer of the colon and rectum. Surg. Clin. N. Amer. 52, 925 (1972).

Grüner, O. P. N., Ladehaug, B.: Peroral kanamycin prophylaxis in colon surgery. Acta chir. scand. 140, 157 (1974).

Gumpel, R. C., Carballo, J. D.: New concept of familial adenomatosis. Ann. intern. Med. 45, 1045 (1956).

Gusinde, J.: Dickdarmpolypen. In: Indikation zur Operation (G. Heberer, G. Hegemann, Hrsg.), S. Berlin-Heidelberg-New York: Springer 1974.

Hackstock, H., Huber, K.: Differentialdiagnostische Gesichtspunkte der Appendicitis epiploica. Münch. med. Wschr. 114, 530 (1972).

Haff, R. C., Wise, L., Ballinger, W. F.: Biliary-enteric fistulas. Surg. Gynec. Obstet. 133, 84 (1971).

Hafner, Ch. D.: Antibiotics in colonic surgery. Amer. J. Surg. 121, 673 (1971).

Hagan, W. H., Sanders, G. B.: Intussusception in the adult with particular reference to intussusception of the sigmoid colon. J. Ky med. Ass. 56, 545 (1958).

Hahnloser, P., Glinz, W.: Beziehung zwischen Druckgradient und Blutstromabnahme bei akuten experimentellen Mesenterialarterienstenosen. Helv. chir. Acta 40, 279 (1973).

Hahnloser, P., Geroulanos, S., Säuberli, H., Schauwecker, H., Kock, N. G.: Die Erfahrungen mit der kontinenten Ileostomie am Kantonsspital Zürich. Vortrag an der Tagung der Schweiz. Gesellschaft für Chirurgie, Lausanne, 10. 5. 74.

Hahnloser, P., Linder, E.: Zur Genese und Prophylaxe des Platzbauches. Helv. chir. Acta 42, 805—815 (1975).

Halasz, N. A.: Dehiscence of laparotomy wounds. Amer. J. Surg. 116, 210 (1968).

Hartmann, G.: Ergebnisse der Behandlung des Coloncarcinoms. Langenbecks Arch. Chir. 314, 307 (1966).

Hasse, J., Jaques, W. A., Allgöwer, M.: Expériences cliniques concernant l'anastomose en un plan lors de résections coliques. Méd. et Hyg. (Genève) 29, 1187 (1971).

Havia, T.: Diverticulosis of the colon. A clinical and histological study. Acta chir. scand. Suppl. 415, 1 (1971).

Hawley, P. R.: The aetiology of colonic anastomatic leaks with special reference to the role of collagenase. M. S. Thesis, London 1969.

Hay, J. M., Pouret, J. P.: Les péritonites généralisées des diverticulites coliques. Helv. chir. Acta 40, 363 (1973).

Heald, R. J., Lockhart-Mummery, H. E.: The lesion of the second cancer of the large bowel. Brit. J. Surg. 59, 16 (1972).

Heald, R. J., Ray, J. E.: Beeding from diverticula of the colon. Dis. Colon Rect. 14, 420 (1971).

Heberer, G.: Diverticulitis des Dünn- und Dickdarms. Langenbecks Arch. Chir. 334, 117 (1973) (Kongreßbericht 1973).

Heikkinen, E., Larmi, T. K., Huttunen, R.: Necrotizing Colitis. Amer. J. Surg. 128, 362 (1974).

Hell, K., Allgöwer, M.: Radiologische 10-Tage-Kontrollen nach einreihiger Allschichtnaht bei 100 konsekutiven Colonanastomosen. Vortrag 92. Tagung Deutsche Gesellschaft für Chirurgie, München 1975.

Hell, K., Rossetti, M.: Appendicitis einst und jetzt. Méd. et Hyg. (Genève) 24, 680 (1966).

Hell, K., Rossetti, M., Allgöwer, M.: 100 konsekutive Colonresektionen mit einreihiger Allschichtnaht und radiologischer Frühkontrolle. Helv. Chir. Acta 43, 225 (1976).

Hellström, J., Hellström, K. E.: Newer concepts of cancer of the colon and rectum, cellular immunity to human colonic carcinomas. Dis. Colon Rect. **15**, 100 (1972).

Hernandez, C.: Die selektive Arteriographie in der digestiven Chirurgie, Teil III. Akt. Chir. **8**, 95 (1973).

Herrington, J. L., Lawler, M., Thomas, T. V., Graves, H. A.: Colon resection with primary anastomosis performed as an emergency and as a non-planned operation. Ann. Surg. **165**, 709 (1967).

Herter, F. P.: Preparation of the bowel for surgery. Surg. Clin. N. Amer. **52**, 859 (1972).

Herzog, B.: The one-layer and two-layer intestinal anastomosis in animal experiments. In: Progress in pediatric surgery (P. P. Rickham, W. Ch. Hecker, J. Prévot, Eds.), Vol. 5, p. 37. München-Berlin-Wien: Urban & Schwarzenberg 1973.

Herzog, B.: Die Darmnaht. Aktuelle Probleme der Chirurgie (M. Saegesser, Hrsg.), Band 20. Bern: Huber 1974.

Hiatt, N., Yamakawa, T., Katayanagi, T., Miller, A., Morgenstern, L.: Experimental perineal colostomy with voluntary control. Surg. Gynec. Obstet. **138**, 852 (1974).

Higgins, G. A., Dwight, R. W., Keelin, R. J.: Fluorouracil as an adjuvant to surgery in carcinoma of the colon. Arch. Surg. **102**, 339 (1971).

Hill, M. J., Drasar, B. S., Aries, V., Crowther, J. S., Hawksworth, A., Williams, R. E. O.: Bacteria and aetiology of cancer of large bowel. Lancet **1971 I**, 95.

Hines, J. R., Geurking, R. E., Bass, R. T.: Recurrence and mortality rates in sigmoid volvulus. Surg. Gynec. Obstet. **124**, 567 (1967).

Hinton, J. M., Lennard-Jones, J. E.: Constipation: Definitions and classifications. Postgrad. Med. **44**, 720 (1968).

Holder, E.: Operationstaktik und -technik beim Colon- und Rectumcarcinom. Langenbecks Arch. Chir. **329**, 320 (1971).

Hollender, L. F., Blanchot, P., Otteni, F., Meyer, C.: Die chirurgische Therapie der villösen Rectum-Tumoren. Akt. Chir. **10**, 183 (1975).

Holm-Nielsen, P., Kiil, J.: Transversostomy versus coecostomy in the relief of colon obstructions. Acta chir. scand, Suppl. **433**, 183 (1973).

Hong, P. W., Seel, D. J., Dietrick, R. B.: The use of colon in the repair of benign strictures of the esophagus. Pacif. Med. Surg. **75**, 148 (1967).

Höpner, F.: Nil nocere! Redon-Saugdrainagen. Münch. med. Wschr. **115**, 998 (1973).

Horn, R. C.: Malignant potential of polypoid lesions of the colon and rectum. Cancer (Philad.) **28**, 146 (1971).

Hornbostel, H.: Diverticulose und Diverticulitis des Kolons. In: Innere Medizin in Praxis und Klinik (H. Hornbostel, W. Kaufmann, W. Siegenthaler, Hrsg.), Bd. 5., S. 15. Stuttgart: Thieme 1973.

Howes, E. L., Mazens, M. F., Ellison, L. H.: Healing strength of rectus and midline wounds of the abdominal wall corrected for square area. Surg. Gynec. Obstet. **134**, 387 (1972).

Hubbard, T. B.: Familial polyposis of the colon; the fate of the retained rectum after colectomy in children. Amer. J. Surg. **23**, 577 (1957).

Huber, F. B., Mohr, P.: Über einen Fall von „spontaner" Coecumperforation. Dtsch. med. Wschr. **98**, 671 (1973).

Hulten, L., Kewenter, J., Kock, N. G.: The long-term results of partial resection of the large bowel for intestinal carcinomas complicating ulcerative-colitis. Scand. J. Gastroent. **6**, 601 (1971).

Husemann, B.: Colitis ulcerosa. In: Indikation zur Operation (G. Heberer, G. Hegemann, Hrsg.), S. 278. Berlin-Heidelberg-New York: Springer 1974.

Irvin, Th. T., Hunt, Th. K.: Reappraisal of the healing process of anastomosis of the colon. Surg. Gynec. Obstet. **138**, 741 (1974).

Irvin, Th. T., Hunt, Th. K.: The effect of trauma on colonic healing. Brit. J. Surg. **61**, 430 (1974).

Irvin, Th. T., Hunt, Th. K.: Pathogenesis and prevention of disruption of colonic anastomoses in traumatised rats. Brit. J. Surg. **61**, 437 (1974).

Isfort, A.: Traumatische Intestinalfisteln zwischen Dünn- und Dickdarm nach geschlossenen Steuerradverletzungen des Bauches. Helv. chir. Acta **34**, 155 (1967).

Jalan, K. N., Sircus, W., Card, W. I., Falconer, C. W. A., Bruce, J., Crean, G. P., Smith, A. N.: An experience of ulcerative colitis: Toxis dilatation in 55 cases. Gastroenterology **57**, 68 (1969).

Jalan, K. N., Prescott, R. J., Smith, A. N., Sircus, W., McManus, J. P. A., Small, W. P., Falconer, C. W. A.: Influence of corticosteroids on the results of surgical treatment for ulcerative colitis. New Engl. J. Med. **282**, 588 (1970).

Jacobs, B.: Skin knife — deep knife: the ritual and practice of skin incisions. Ann. Surg. **179**, 102 (1974).

Jacobs, E.: Changing concepts of diverticular disease of the colon. Dis. Colon Rect. **14**, 29 (1971).

Jeghers, H.: Pigmentation of skin. New Engl. J. Med. **231**, 88 (1944).

Jenkins, H. P., Evans, R.: Diverticulitis: Acute, perforating, obstructing. Amer. J. Surg. **109**, 63 (1965).

Jensen, H. E., Nielsen, J.: Extensive surgery in treatment of carcinoma of the colon. Acta chir. scand. **136**, 431 (1970).

Jones, E. L., Cornell, W. P.: Gardner's-Syndrome. Arch. Surg. **92**, 287 (1966).

Jones, J. H.: Colonic cancer and Crohn's disease. Gut **10**, 651 (1969).

Jones, W. M.: Volvulus of the transverse colon associated with organo-axial volvulus of the stalk. Amer. J. Surg. **124**, 404 (1973).

Joppich, I., Mothes, W., v. Merkatz, G. F.: Colostomien im Säuglings- und Kindesalter. Langenbecks Arch. Chir. **321**, 171 (1968).

Kanz, E.: Maßnahmen zur Infektionsverhütung im Operationssaal. Chirurg **40**, 392 (1969).

Kaufner, H. K., Friedrich, B.: Erhöht eine längere Liegezeit der Redondrainagen das postoperative Infektionsrisiko? Chirurg **45**, 137 (1974).

Kern, I. B.: Spontaneous perforation of the colon following cardiac catheterization in the newborn. Med. J. Aust. **2**, 1022 (1971).

Ketcham, A. S., Hoye, R. C., Pilch, Y. H.: Delayed intestinal obstruction following treatment for cancer. Cancer (Philad.) **25**, 406 (1970).

Klein, R. R., Gallagher, D. M.: Massive colonic bleeding from diverticular disease. Amer. J. Surg. **118**, 533 (1969).

Kleinfeld, G., Gump, F. E.: Complications of colotomy and polypectomy. Surg. Gynec. Obstet. **111**, 726 (1960).

Knox, W. G., Miller, R. E., Begg, C. F., Zinthel, H. A.: Juvenile polyps of the colon: a clinicopathologic analysis of 75 polyps in 43 patients. Surgery **48**, 201 (1960).

Knutson, C. O., Schrock, L. G., Polk, H. C.: Polypoid lesions of the proximal colon: comparison of experiences with removal at laparotomy and by colonoscopy. Ann. Surg. **179**, 657 (1974).

Koch, H., Gail, K.: Divertikulose — Divertikulitis des Dickdarms aus internistischer Sicht. Fortschr. Med. **89**, 1336 (1971).

Kock, N. G.: Ileostomy without external appliances: a survery of 25 patients provided with intra-abdominal intestinal reservoir. Ann. Surg. **173**, 545 (1971).

Kock, N. G.: Kontinente Ileostomie: Resultate bei 90 Patienten. Helv. chir. Acta **41**, 171 (1974).

Kock, N. G.: Continent ileostomy. Progr. neurol. Surg. **12**, 181 (1973).

Kock, N. G., Geroulanos, S., Hahnloser, P., Schauwecker, H., Säuberli, H.: Kontinente Kolostomie — eine experimentelle Studie an Hunden. Langenbecks Arch. Chir. Suppl. Chir. Forum **1974**, 127.

Korelitz, B. I., Janowitz, H. D.: Controversy on recurrent ileitis after ileostomy: background and speculation. Gastroenterology **65**, 498 (1973).

Koss, L. G.: Abdominal gas cysts (pneumatosis cystoides intestinorum hominis). Arch. Path. **53**, 523 (1952).

Koster, L. H.: Symptomatic mucocele of the appendix diagnosed preoperatively. Amer. J. Surg. **127**, 582 (1974).

Krain, L. S.: Survival considerations in colon cancer. Amer. J. Proctol **22**, 380 (1971).

Krampf, K., Benz, J. J., Glatthaar, E.: Endometriose des Dickdarms. Helv. chir. Acta **40**, 761 (1973).

Kratzer, G. L., Onsanit, T.: Single layer steel wire anastomosis of the intestine. Surg. Gynec. Obstet. **139**, 93 (1974).

Kremer, K., Junemann, A.: Klinik, Therapie und Behandlungsergebnisse beim M. Crohn. Akt. Chir. **8**, 179 (1973).

Kronberger, L., Tentzeris, M.: Dickdarmcarcinom, Therapie und Prognose. Langenbecks Arch. Chir. **329**, 351 (1971).

Kronberger, L., Tscherne, H.: Die chirurgische Therapie des Dickdarmkarzinoms. Med. Klin. **61**, 1228 (1966).

Kühlmayer, R.: Zur Taktik und Technik der chirurgischen Behandlung von Kolon-Rectumkarzinomen. Wien. med. Wschr. **121**, 876 (1971).

Kühlmayer, R.: Erfahrungen mit der Kontinenzerhaltung bei der chirurgischen Behandlung von 900 Rectumcarninomen. Langenbecks Arch. Chir. **329**, 247 (1971).

Kunath, U., Amgwerd, R.: Untersuchungen zur Prognose des operierten Kolon- und Rectumkarzinoms. Helv. chir. Acta **39**, 827 (1972).

Laimon, H.: Hartmann Resection for acute diverticulitis. Rev. Surg. **31**, 1 (1974).

Laky, R., Kocsis, B.: Frühe Beurteilung der operativen Wundinfektion durch bakteriologische Untersuchungen der entfernten Redon-Drains. Chirurg **45**, 123 (1974).

Lane, D.: Clinical problems in the management of ileus of the large intestine. Dis. Colon Rect. **15**, 175 (1972).

Lange, W. G.: Surgical treatment of cancer of the colon and the rectum. Amer. J. Proctol. **23**, 63 (1972).

Langer, S., Pesendorfer, H., Breining, H., Cen, M.: Klinische und tierexperimentelle Studien zur Anastomosentechnik in der Darmchirurgie. Langenbecks Arch. Chir. **335**, 309 (1974).

Leffall, L. D.: Trends in the diagnosis and management of polyps and cancer of the colon and rectum. Ann. Surg. **38**, 130 (1972).

Lenner, V., Schier, J., Strube, H.-D.: Tierexperimentelle Beiträge zum kontinenzerhaltenden Durchzugsverfahren mit und ohne Mucosectomie. Langenbecks Arch. Chir. Suppl. Chir. Forum **1974**, 131.

Levy, S. B., Fitts, W. T., Lench, J. B.: Surgical treatment of diverticular disease of the colon: evaluation of an eleven-year period. Ann. Surg. **166**, 947 (1967).

Linder, E., Sherling, H., Knoblauch, M.: Astronautenkost in der Chirurgie. Helv. chir. Acta **41**, 185 (1974).

Linder, F.: Colon- und Rectumcarcinom. Langenbecks Arch. Chir. **329**, 302 (1971).

Localio, S. A.: Spontaneous disappearance of rectal polyps following subtotal colectomy and ileoproctostomy for polyposis of the colon. Amer. J. Surg. **103**, 81 (1962).

Lockhardt-Mummery, H. E.: Intestinal polyposis, the present position. Proc. roy. Soc. Med. **60**, 381 (1967).

Lockhardt-Mummery, H. E., Dukes, C. E.: Surgical treatment of malignant rectal polyps, with notes on their pathology. Lancet **1952 II**, 751.

Lockhardt-Mummery, H. E., Dukes, C. E., Bussey, H. J. R.: The surgical treatment of familial polyposis of the colon. Brit. J. Surg. **43**, 476 (1956).

Loygue, J., Cormier, J. M., Lagneau, P.: Les sténoses coliques par oblitération de l'artère mésentérique inférieure. J. Chir. (Paris) **98**, 597 (1969).

Loygue, J., Lévy, Et., Laigneau, P.: Réinterventions précoces pour complications de la chirurgie du grêle et du gros intestin. Helv. chir. Acta **42**, 827 (1975).

Madden, J. L.: Primary resection and anastomosis in the treatment of perforated lesions of the colon. Amer. J. Surg. **31**, 781 (1965).

Madden, J. L.: Treatmant of perforated lesions of the colon by primary resection and anastamosis. Dis. Colon Rect. **9**, 413 (1966).

Madden, J. L., Kandalaft, S.: Clinical evaluation of electrocoagulation in the treatment of cancer of the rectum. Amer. J. Surg. **122**, 347 (1971).

Manousos, O. N., Truelove, S. C., Lumsden, K.: Transit times of food in patients with diverticulosis or irritable colon syndrome and normal subjects. Brit. med. J. **1967 III**, 760.

Manz, C. W., La Tendresse, C., Sako, Y.: The detrimental effects of drains on colonic anastomosis: an experimental study. Dis. Colon Rect. **13**, 17 (1970).

Mappes, G., Pross, E., Kempf, P.: Zur chirurgischen Therapie der Diverticulitis. Chirurg **41**, 270 (1970).

Marella, M. S., del Campo, A.: Die einschichtige Darmnaht. Zbl. Chir. **92**, 633 (1967).

Marks, Ch., Rao, M. R.: Civilian colonic injuries and current surgical management. Dis. Colon Rect. **14**, 347 (1971).

Marston, A.: Diagnosis and management of intestinal ischaemia. Ann. roy. Coll. Surg. Engl. **50**, 29 (1972).

Marston, A., Marcuson, R. W., Chapman, M., Arthur, J. F.: Experimental study of devascularisation of the colon. Gut **10**, 121 (1969).

Marston, A., Marcuson, R. W., Chapman, M., Arthur, J. F.: Ischaemic colitis, clinical aspects. Gut **9**, 137 (1970).

Marston, A., Pheils, M. T., Lea, T. M., Morson, B. C.: Gut **7**, 1 (1966).

Mason, A. Y.: Trans-sphincteric surgery of the rectum. Progr. neurol. Surg. **13**, 66 (1974).

Matsunaga, F.: Colonoskopy. 25th Congress of International Academy of Proctology, Tokio 1973.

May, I., Byrne, W. D., Yee, J., Hardy, K. L., Samson, P. C.: Left colon total bybass for benign and malignant disease of the esophagus. Amer. J. Surg. **108**, 204 (1964).

Maxwell, J. W., Davis, W. C., Jackson, F. C.: Colon carcinoma and inguinal hernia. Surg. Clin. N. Amer. **45**, 1165 (1965).

McAdams, A. J., Meikle, A. G., Taylor, J. O.: One layer or two layer colonic anastomoses? Amer. J. Surg. **120**, 546 (1970).

McCartney, W. H., Hoffer, P. B.: The value of carcinoembryonic antigen (CEA) as an adjunct to the radiological colon examination in the diagnosis of malignancy. Radiology **110**, 325 (1974).

McColl, Jan: The pathology and treatment of polyps of the colon and rectum. Ann. roy. Coll. Surg. Engl. **47**, 245 (1970).

McGuire, H. H., jr., Haynes, B. W., jr.: Massive hemorrhage from diverticulosis of the colon: guidelines for therapy based on bleeding patterns observed in fifty cases. Ann. Surg. **175**, 847 (1972).

McKibbin, B., Gazet, J. C., Hoppe, E., Schwab, C.: Chemical irrigation of wounds inoculated with cancer cells. Arch. Surg. **87**, 877 (1963).

McKenzie, D. D., Bell, G. A.: Nonpenetrating injuries of the colon and rectum. Surg. Clin. N. Amer. **52**, 735 (1972).

McMahon, C. E., Rowe, J. W.: Rectal reaction following radiation therapy of cervical carcinoma: particular reference to subsequent occurence of rectal carcinoma. Amer. J. Surg. **173**, 164 (1971).

Mehriz, I.: Cancer of the rectum in Egypt. Gar. Kasr-El-Aini Fac. Med. **25**, 1 (1959).

Meier, A. L., Cassani, S.: Die Drainage bei abdominalchirurgischen Eingriffen. Helv. chir. Acta **41**, 175 (1974).

Menguy, R.: Motor function of the colon. Surg. Clin. N. Amer. **45**, 1069 (1965).

Merguet, H., Nier, H., Katoh, E.: Die Rectum-Amputation in der synchronen kombinierten abdomino-perinealen Technik nach Lloyd-Davis. Akt. Chir. **9**, 177 (1974).

Meyer, J.: Zur Prophylaxe der postoperativen Darmfisteln: ein tierexperimentelles Modell. Helv. chir. Acta **41**, 45 (1974).

Meyers, J. R., Heifetz, C. J., Baue, A. E.: Volvulus of the cecum. Arch. Surg. **104**, 594 (1972).

Miller, D. W. jr., Wichern, W. A., jr.: Perforated sigmoid diverticulitis: appraisal of primary versus delayed resection. Amer. J. Surg. **121**, 536 (1971).

Moertel, C. G., Hill, J. R., Adson, M. A.: Surgical management of multiple polyposis. The problem of cancer in the retained bowel segment. Arch. Surg. **100**, 521 (1970).

Moertel, C. G., Reitemeier, R. J.: Effect of 5-fluorouracil therapy on survival. In: Advanced gastrointestinal cancer, p. 129. New York: Harper and Row 1969.

Moffat, R. C., Daniel, M.: Sigmoidorectal intussusception: An unusual rectal mass associated with hypokalemic metabolic alkalosis. Canad. J. Surg. **15**, 43 (1972).

Moore, J. M.: The incidence and importance of polyps of the large intestine. Scot. med. J. **5**, 83 (1960).

Morgenstern, L., Yamakawa, T., Ben-Shoshan, M., Lippman, H.: Anastomatic leakage after low colonic anastomosis. Clinical and experimental aspects. Amer. J. Surg. **123**, 104 (1972).

Morger, R.: Solitäres Neurofibrom des Sigma bei einem Kinde. Helv. chir. Acta **40**, 731 (1973).

Morson, B. C.: Some peculiarities in the histology of intestinal polyps. Dis. Colon Rect. **5**, 337 (1962).

Morson, B. C.: Diseases of the colon, rectum and anus. London: Heinemann 1969.

Morson, B. C.: Pathology of ulcerative colitis. Proc. roy. Soc. Med. **64**, 976 (1971).

Mouchet, A., Marquant, J., Guivarch, M., Chleq, F.: La résection par voie abdominale („résection antérieure") dans les cancers du haut rectum et de la charnière rectosigmoidienne. Mém. Acad. Chir. **96**, 805 (1970).

Mozes, M., Adar, R., Tsur, N., David, R., Deutsch, V.: Intestinal obstruction due to mesenteric vascular occlusion. Surg. Gynec. Obstet. **133**, 583 (1971).

Mühe, E., Schwemmle, K., Hermanek, P., Hunger, H., Kneissl, R.: Die kontinuierliche Spül-Saug-Drainage mit Streptokinase bei eitrig-fibrinöser Peritonitis. Med. Mschr. **27**, 223 (1973).

Müller, C., Allgöwer, M.: Komplikationen des Bauchdeckenverschlusses und ihre Vermeidung. Helv. chir. Acta **42**, 819 (1975).

Müller, W. und Regazzoni, P.: Verbessert ein lokaler postoperativer Infekt die Prognose beim Kolonkarzinom? Helv. chir. Acta **42**, 205 (1975).

Nadjafi, A., Allgöwer, M.: Ein- und mehrzeitige Sanierung bei Komplikationen der Kolon-Diverticulitis. Helv. chir. Acta **36**, 41 (1969).

Nadjafi, A., Künzli, H. F., Allgöwer, M.: Gynaekologische Gesichtspunkte der Kolon-Divertikulitis. Gynaecologia (Basel) **167**, 386 (1969).

Näff, H.: Über die Veränderungen der normalen Darmflora des Menschen durch Bactrim. Path. et Microbiol. (Basel) **37**, 1 (1971).

Nagasako, K., Nagai, N., Suzuki, H., Yazawa, C., Takemoto, T.: Fiberscopic diagnosis of early cancer of the colon. Endoscopy **4**, 1 (1972).

Nagasako, K., Endo, M., Takemoto, T., Kondo, T., Kimura, K.: The insertion of fibercolonoscope into the cecum and direct observation of the ileocecal valve. Endoscopy **2**, 123 (1970).

Nance, F. C., Wennar, M. H., Johnson, L. W., Ingram, J. C., Cohn, J., jr.: Surgical judgement in the management of penetrating wounds of the abdomen: Experience with 2212 patients. Ann. Surg. **179**, 639 (1974).

National Research Council: Postoperative wound infections: The influence of ultraviolet irradiation of the operating room and various other factors. Ann. Surg. **160**, suppl. 2, 1 (1964).

Nelson, J. A., Margulis, A. R., Goldberg, H. I., Lawson, T. L.: Granulomatous colitis: Significance of involvement of the terminal ileum. Gastroenterology **64**, 1071 (1973).

Nicole, R.: Das Coecum-mobile-Syndrom. Praxis **56**, 869 (1967).

Nichols, R. L., Condon, R. E.: Preoperative preparation of the colon. Surg. Gynec. Obstet. **132**, 323 (1971).

Nichols, R. L., Broido, P., Condon, R. E., Gorbach, S. L., Nyhus, L. M.: Effect of preoperative neomycin-erythromycin intestinal preparation on the incidence of infectious complications following colon surgery. Ann. Surg. **179**, 453 (1973).

Nivatvongs, S., Goldberg, S. M.: A simple snare for polypectomy through the fiberoptic colonoscope. Amer. J. Surg. **127**, 626 (1974).

Nivatvongs, S., Goldberg, S. M.: Results of 100 consecutive Polypectomies with the fiberoptic Colonoscope. A new mode of treatment. Amer. J. of Surg. **128**, 347 (1974).

Noethiger, F., Hoffmann, R., Deucher, F.: Polyposis of the colon and ulcerative proctocolitis — a syndrome? Lateinamerikanischer Kongreß für Proktologie, Mexico City 1972.

Norland, C. C., Kirsner, J. B.: Toxic dilatation of colon (toxic megacolon): Etiology, treatment and prognosis in 42 patients. Medicine (Baltimore) **48**, 229 (1969).

Norton, L., Young, D., Scribner, R.: Management of pseudoobstruction of the colon. Surg. Gynec. Obstet. **138**, 595 (1974).

Nugent, F. W., Veidenheimer, M. C., Zuberi, S., Garabedian, M. M., Parikh, N. K.: Clinical course of ulcerative proctosigmoiditis. Amer. J. dig. Dis. **15**, 321 (1970).

Nugent, F. W., Veidenheimer, M. C., Meissner, W. A., Haggitt, R. C.: Prognosis after colonic resection for Crohns's disease of the colon. Gastroenterology **65**, 398 (1973).

Nusbaum, M., Baum, S., Blakemore, W. S., Tumer, H.: Clinical experience with selective intra-arterial infusion of vasopressin in the control of gastrointestinal bleeding from arterial sources. Amer. J. Surg. **123**, 165 (1972).

Olsen, W. R.: Hemorrhage from diverticular disease of the colon: The role of emergency subtotal colectomy. Amer. J. Surg. **115**, 247 (1968).

Orr, N. W.: A single-layer intestinal anastomosis. Brit. J. Surg. **56**, 771 (1969).

Ottenjann, R.: Colonic polyps and coloscopic polypectomy. Endoscopy **4**, 212 (1972).

Ottenjann, R.: Polyps of the colon and their treatment by colonoscopic polypectomy. Germ. med. Mth. **3**, 65 (1973).

Ottinger, L. W.: Fundamentals of colon surgery. Boston: Little, Brown and Co. 1974.

Owens, M. P.: Cancer of the colon in the young adult. Ann. Surg. **174**, 151 (1971).

Pagtalunan, R. J. G., Dockerty, M. B., Jackman, R. J., Anderson, M. J., jr.: The histopathology of diminutive polyps of the large intestine. Surg. Gynec. Obstet. **120**, 1259 (1965).

Painter, N. S.: The aetiology of diverticulosis of the colon with special reference to the action of certain drugs on the behaviour of the colon. Ann. roy. Coll. Surg. Engl. **34**, 98 (1964).

Painter, N. S., Burkitt, D. P.: Diverticular disease of the colon: a deficiency disease of western civilization. Brit. med. J. **1971 II**, 450.

Palumbo, L. T., Sharpe, W. S., Henry, J. S.: Cancer of the colon and rectum. Analysis of 300 cases. Amer. J. Surg. **109**, 439 (1965).

Parsa, F., Wilson, S. E.: Bleeding diverticulosis in patients on oral anticoagulants. Amer. J. Surg. **127**, 708 (1974).

Pemberton, L. B.: Complete obstruction of the colon by lipoma. Surgery **69**, 139 (1971).

Perry, J. F., De Mueles, J. E., Root, H. D.: Diagnostic peritoneal lavage in blunt abdominal trauma. Surg. Gynec. Obstet. **131**, 742 (1970).

Petrov, B. A.: Retrosternal artificial esophagus created from colon. Surgery **55**, 520 (1964).

Peutz, J. L. A.: On a very remarkable case of familial polyposis of the mucous membrane of the intestinal tract and nasopharynx, accompanied by peculiar pigmentation of the skin and mucous membrane. Ned. Maandschr. Geneesk. **10**, 134 (1921).

Pheils, M. T.: Vesico-colic fistula due to diverticulitis. Aust. N. Z. J. Surg. **41**, 237 (1972).

Pichlmayer, R., Coburg, A. J.: Maligne Tumoren des Colon und Rectum. In: Indikation zur Operation (G. Heberer, G.Hegemann, Hrsg.), S. 291. Berlin-Heidelberg-New York: Springer 1974.

Pichlmayr, R., Ziegler, H.: Blutungen aus dem Dickdarm. Langenbecks Arch. Chir. **337**, 577 (1974).

Piesenbergen, H.: Pneumatosis cystoides intestini. In: Innere Medizin in Praxis und Klinik (H. Hornbostel, W. Kaufmann, W. Siegenthaler, Hrsg.), Bd. 5, S. 15. Stuttgart: Thieme 1973.

Póka, L., Illés, I.: Oesophagusersatz durch Colon. Langenbecks Arch. Chir. **317**, 325 (1967).

Polk, H. C., jr.: Diminished surgical infection by systemic antibiotic administration in potientially contaminated operations. Surgery **75**, 312 (1974).

Postlethwait, R. W.: Further study of polyglycolic acid suture. Amer. J. Surg. **127**, 617 (1974).

Poth, E. J.: Bowel healing as influenced by intestinal antiseptics. Sth. med. J. (Bgham, Ala.) **41**, 672 (1948).

Poth, E. J.: The role of intestinal antisepsis in the preoperative preparations of the colon. Surgery **47**, 1018 (1960).

Poth, E. J., Gold, D.: Intestinal anastomosis: A unique technic. Amer. J. Surg. **116**, 643 (1968).

Präuer, H.: Die spontane Dickdarmruptur. Chirurg **41**, 379 (1970).

Pross, E.: Die rezidivierende Diverticulitis coli — Indikation zur Operation. Z. Gastroent. **9**, 594 (1971).

Pross, E., Kümmerle, F.: Die Kolon-Divertikulitis. Dtsch. med. Wschr. **98**, 1108 (1973).

Quan, S. H., Deddish, M. R., Stearns, M. W., jr.: the effect of preoperative roentgen therapy upon the ten and five year results of the surgical treatment of cancer of the rectum. Surg. Gynec. Obstet. **111**, 507 (1960).

Ragins, H., Shinya, H., Wolff, W. I.: The explosive potential of colonic gas during colonscopic electrosurgical polypectomy. Surg. Gynec. Obstet. **138**, 554 (1974).

Rainey, R.: Association of lymphogranuloma inguinale and cancer. Surgery **35**, 221 (1954).

Ranson, J. H. C., Lawrence, L. R., Localio, S. A.: Colomyotomy. A new approach to surgery for colonic diverticular disease. Amer. J. Surg. **123**, 185 (1972).

Raskin, H. F., Kirsner, J. B., Palmer, W. L., Pleticka, S.: The clinical value of negative gastrointestinal exfoliative cytologic examination in cancer suspects. Gastroenterology **42**, 266 (1962).

Ratner, L. H., Weiner, M. J., Cohen, S. M., Greenspan, E. M.: Chemotherapy of colon and rectal cancer. Surg. Clin. N. Amer. **52**, 907 (1972).

Rausis, C., Robinson, J. W. L., Mirkovitch, V., Saegesser, F.: Désordres vasculaires du gros intestin: données expérimentales et corrélatives cliniques. Helv. chir. Acta **40**, 295 (1973).

Rehner, M., Sohendra, N., Schreiber, H. W.: Präterminale Reservoirbildung bei Ileostomie. Chirurg. **42**, 420 (1971).

Reifferscheid, M.: Darmchirurgie: Klinik, Indikation, Technik, Prognose. Stuttgart: Thieme 1962.

Reifferscheid, M.: Pathogenese der Sigma-Diverticulitis und die Indikation zur Resektionsbehandlung. Langenbecks Arch. Chir. **318**, 134 (1967).

Reifferscheid, M.: Die chirurgische Behandlung der Enterocolitis und Colitis ulcerosa. Akt. Chir. **2**, 93 (1967).

Reifferscheid, M.: Die klinische Bedeutung der Krebsvorstufen im Dünn-, Dick- und Mastdarm. Chirurg **41**, 116 (1970).

Reifferscheid, M.: Kontinenzerhaltung bei Radikaloperationen der diffusen präkanzerösen Kolon- und Rektumpolypose. Dtsch. med. Wschr. **96**, 1997 (1971).

Reifferscheid, M., Weishaupt, S.: Die Chirurgie des Mastdarmkrebses in heutiger Sicht. Chirurg **45**, 445 (1974).

Reilly, M.: Sigmoid myotomy. Proc. roy. Soc. Med. **57**, 556 (1964).

Reilly, M.: Sigmoid myotomy for diverticular disease of the colon. Modern Trends in Surgery **3**, 109 (1971).

Remington, J. H.: Die Therapie des fortgeschrittenen Rectum- und Sigma-Karzinoms. Akt. Chir. **7**, 179 (1972).

Renshaw, T. S., Phelps, D. B.: Perforation of colonic diverticula, a life-threatening postoperative complication in patients receiving long-term corticoid therapy. J. Bone Jt Surg. **54 A**, 1070 (1972).

Reybard, J. F.: Mémoires sur une cancéreuse affection du colon; ablation de la tumeur, réunion directe et immédiate; guérison. Bull. Acad. nat. Méd. (Paris) **9**, 1031 (1843).

Richardson, J. D., Griffen, W. O. Jr.: Ileocecal valve substitutes as bacteriologic barriers. Amer. J. Surg. **123**, 149 (1972).

Rickett, J. W. S., Jackson, B. T.: Topical ampicillin in the appendectomy wound: report of double-blind trial. Brit. med. J. **1969 IV**, 206.

Rider, J. A., Kirsner, J. B., Moeller, H. C., Palmer, W. L.: Polyps of the colon and rectum. J. Amer. med. Ass. **170**, 633 (1959).

Rigg, B. M., Erwing, M. R.: Current attitudes on diverticulitis with particular reference to colonic bleeding. Arch. Surg. **92**, 321 (1966).

Ritchie, J. K.: Ileostomy and excisional surgery for chronic inflammatory disease of the colon: a survey of one hospital region. Gut **12**, 528 (1971).

Ritchie, J. K.: Ulcerative colitis treated by ileostomy and excisional surgery. Fifteen years experience at St. Mark's hospital. Brit. J. Surg. **59**, 345 (1972).

Ritchie, J. K., Lockhart-Mummery, H. E.: Nonrestorative surgery in the treatment of Crohn's disease of the large bowel. Gut **14**, 263 (1973).

Rittmann, W. W., Gruber, U. F.: Antibiotica-Prophylaxe in der Chirurgie. Méd. et Hyg. (Genève) **27**, 786 (1969).

Rodkey, G. V., Welch, C. E.: Surgical management of colonic diverticulitis with free perforation or abscess formation. Amer. J. Surg. **117**, 265 (1969).

Roenspies, U., Saegesser, F.: Karzinomentstehung bei entzündlichen ulzero-haemorrhagischen Veränderungen des Kolons und des Rektums. Helv. chir. Acta **40**, 719 (1973).

Roenspies, U., Saegesser, F.: Morbus Behçet und toxisches Megakolon. Vortrag an der Tagung der Schweiz. Gesellschaft für Chirurgie, 10. Mai 1974.

Rosenberg, I. L., Graham, N. G., DeDombal, F. T., Goligher, J. C.: Preparation of the intestine in patients undergoing major large-bowel surgery, mainly for neoplasmas of the colon and rectum. Brit. J. Surg. **58**, 266 (1971).

Rossetti, M.: Erfahrungen bei der chirurgischen Behandlung des Oesophaguscarcinoms. Chirurg **43**, 489 (1972).

Roth, S. I., Helwig, E. B.: Juvenile polyps of the colon and rectum. Cancer (Philad.) **16**, 468 (1963).

Rousselot, L. M., Cole, D. R., Grossi, C. E., Conte, A. J., Gonzalez, E. M., Pasternack, P. S.: A 5 year progress report on the effectiveness of intraluminal chemotherapy (5-Fu) adjuvant to surgery for colorectal cancer. Amer. J. Surg. **115**, 140 (1968).

Rousselot, L. M., Cole, D. R., Grossi, C. E., Conte, A. J., Gonzalez, E. M., Pasternack, P. S.: Adjuvant chemotherapy with 5-Fluorouracil in surgery for colorectal cancer: eight year progress report. Dis. Colon. Rect. **15**, 169 (1972).

Rousselot, L. M., Slattery, J. H.: Immediate complications of surgery of the large intestine. Surg. Clin. N. Amer. **44**, 398 (1964).

Rowe, R. J.: Carcinoma of the colon and rectum. Symposium. Dis. Colon Rect. **14**, 81 (1971).

Rüedi, Th. P., Allgöwer, M.: Sphincterotomie nach Eisenhammer bei gutartigen Analleiden. Chirurg **41**, 150 (1970).

Ruff, C. C., Dockerty, M. B., Frick, R. E., Waugh, J. M.: Preoperative radiation therapy for adenocarcinoma of the rectum and rectosigmoid. Surg. Gynec. Obstet. **112**, 715 (1961).

Ryan, P.: Emergency resection and anastomosis for perforated sigmoid diverticulitis. Brit. J. Surg. **45**, 611 (1958).

Salleh, H. D.: Acute primary inversion of the coecum. Aust. N. Z. J. Surg. **41**, 356 (1972).

Sattler, R. W., Hautschmann, N., Jekat, F.: Bilanzierte synthetische Diät in der praeoperativen Phase der Colon-Carcinom-Chirurgie. Akt. Chr. **9**, 1 (1974).

Savić, B., Albersmeyer, R., Schulz, D.: Multiple Karzinome des Colon und Rectum. Akt. Chir. **7**, 299 (1972).

Schreiber, H. W., Rehner, M., Merguet, M.: Anus praeter naturalis. In: Spezielle Chirurgie für die Praxis (F. Baumgartl, K. Kremer, H. W. Schreiber, Hrsg.), S. 435. Stuttgart: Thieme 1972.

Schrock, T. R., Deveney, C. W., Dunphy, J. E.: Factors contributing to leakage of colonic anastomosis. Ann. Surg. **177**, 513 (1973).

Schröter, G., Seeliger, H. P. R., Knothe, H.: Der Einfluß der Antibiotica auf die Darmflora des Menschen. Zbl. Bakt., I. Abt. Ref. **219**, 363 (1970).

Scott, H. W., Sawyers, J. L., Gobbel, W. G., Graves, H. A., Shull, H. J.: Surgical management of toxic dilatation of the colon in ulcerative colitis. Ann. Surg. **179**, 647 (1974).

Sell, G., Mehnert, U., Tewes, G.: Enteritis regionalis. Langenbecks Arch. Chir. **334**, 110 (1973) (Kongreßbericht 1973).

Seropian, R., Reynolds, B. M.: Wound infections after preoperative depilatory versus razor preparation. Amer. J. Surg. **121**, 251 (1971).

Shahon, D. B., Wangensteen, O. H.: Early diagnosis of cancer of the gastrointestinal tract. Postgrad. Med. **27**, 306 (1960).

Sheldon, G. F., Gardiner, B. N., Way, L. W., Dunphy, J. E.: Management of gastrointestinal fistulas. Surg. Gynec. Obstet. **133**, 385 (1971).

Shennon, J.: Seat-belt injuries of the left colon. Brit. J. Surg. **60**, 673 (1973).

Shepherd, J. A.: Familial polyposis of the colon with special reference to regression of rectal polyposis after subtotal colectomy. Brit. J. Surg. **58**, 85 (1971).

Shepherd, J. J.: Treatment of volvulus of sigmoid colon: A review of 425 cases. Brit. med. J. **1968 II**, 280.

Shnitka, T. K., Friedmann, M. H. W., Kidd, E. G., MacKenzie, W. C.: Villous tumors of the rectum and colon characterized by severe fluid and electrolyte loss. Surg. Gynec. Obstet. **112**, 609 (1961).

Sivak, M. V., Sullivan, B. H., Rankin, G. B.: Colonoscopy: a report of 644 cases and review of the literature. Amer. J. Surg. **128**, 351 (1974).

Slanetz, C. A., jr., Herter, F. P., Grinnell, R. S.: Anterior resection versus abdominoperineal resection for cancer of the rectum and rectosigmoid. Amer. J. Surg. **123**, 110 (1972).

Slaney, G., Brooke, B. N.: Cancer in ulcerative colitis. Lancet **1959 II**, 694.

Smiddy, F. G., Goligher, J. C.: Results of surgery in treatment of cancer of the large intestine. Brit. med. J. **1957 I**, 793.

Smiley, D. F.: Perforated sigmoid diverticulitis with spreading peritonitis. Amer. J. Surg. **111**, 431 (1966).

Smith, A. N., Attisha, R. P., Clarke, S.: Motility after colomyotomy and resection of the colon for diverticular disease. Dig. Dis. **16**, 728 (1971).

Smith, E. B.: Adjuvant therapy of generalized peritonitis with intraperitoneally administered cephalotin. Surg. Gynec. Obstet. **136**, 441 (1973).

Smith, W. G.: Desmoid tumours in familial polyposis. Proc. Mayo Clin. **34**, 31 (1959).

Smola, E.: Sigma-Volvulus beim Kind. Chir. Praxis **16**, 123 (1972).

Smylie, H. G., Davidson, A. I. G., McDonald, A., Smith, G.: Ward Design in relation to postoperative wound infection: Part I. Brit. med. J. **1971 I, 67.**

Southwood, W. F. W.: Villous tumours of the large intestine, their pathogenesis, symptomatology, diagnosis and management. Ann. roy. Coll. Surg. Engl. **30,** 23 (1962).

Speer, C. S.: Linitis plastica carcinoma of the colon. Report of a case. Dis. Colon Rec. **14,** 389 (1971).

Speer, C. S., Bacon, H. E.: Co-existing diverticular and neoplastic disease of the colon. Surgery **52,** 733 (1962).

Spratt, J. S., jr.: National conference on cancer of the colon and rectum, San Diego, Calif. Cancer (Philad.), **28,** 153 (1971).

Spratt, J. S., jr.: Clues to identifying colorectal cancers which do or do not tend to metastasize to lymph nodes. CA-Cancer Journal for Clinicians **21,** 32 (1971).

Spratt, J. S. jr., Achermann, L. V.: Small primary adenocarcinomas of the colon and rectum. J. Amer. med. Ass. **179,** 337 (1962).

Spratt, J. S., jr., Achermann, L. V., Moyer, C. A.: Relationship of polyps of the colon to the development of colonic cancer. Ann. Surg. **148,** 682 (1958).

Stadtler, J., Dürig, M., Wolff, G.: Infektionsprophylaxe mit peroperative verabreichtem Cephalotin. Helv. chir. Acta **42,** 681 (1975).

Stearns, M. W., jr., Berg, J. W., Deddish, M. R.: Preoperative irradiation of cancer of the rectum. Dis. Colon Rect. **4,** 403 (1961).

Stearns, M. W., jr., Deddish, M. R., Quan, S. H. Q., Leaming, R. H.: Preoperative roentgen therapy for cancer of the rectum and rectosigmoid. Surg. Gynec. Obstet. **138,** 584 (1974).

Stearns, M. W., jr., Schottenfeld, D.: Techniques for the surgical management of colon cancer. Cancer (Philad.), **28,** 165 (1971).

Steinberg, D. M., Allan, R. N., Brooke, B. N., Cooke, W. T., Williams, J. A.: Recurrance after ileostomy and excisional surgery for Crohn's colitis. Gut **14,** 818 (1973).

Stelzner, F.: Colitis ulcerosa. Langenbecks Arch. Chir. **334,** 105 (1973) (Kongreßberichte 1973).

Stelzner, F.: Chirurgische Behandlung und Begutachtung der Kolitis. In: Colitis ulcerosa und granulomatosa (C. Krauspe, K. Müller-Wieland, F. Stelzner, Hrsg.), S. 375. München-Berlin-Wien: Urban & Schwarzenberg 1972.

Stephens, H. B.: Colon bypass of the esophagus. Amer. J. Surg. **122,** 217 (1971).

String, S. T., DeCosse, J. J.: Sigmoid volvulus — an examination of mortality. Amer. J. Surg. **121,** 293 (1971).

Subhi, D., La Salle, D., Leffall, J.: Management of external fistulas of the gastrointestinal tract. Amer. J. Surg. **123,** 535 (1972).

Sugarbaker, P. H., Vineyard, G. C.: Snare polypectomy with the fiberoptic colonoscope. Surg. Gynec. Obstet. **138,** 581 (1974).

Sugarbaker, P. H., Vineyard, G. C.: Fiberoptic colonoscopy. Amer. J. Surg. **125,** 429 (1973).

Sullivan, W. G., Miller, R. E., Eiseman, B.: Closure of colonic stomas in patients injured in combat. Surg. Gynec. Obstet. **131,** 1045 (1970).

Sutherland, D., French, R. S., Weil, R., Najarian, J. S., Simmons, R. L.: The bleeding cecal ulcer: Pathogenesis, angiographic diagnosis and nonoperative control. Surgery **71,** 290 (1972).

Sutorius, D. J., Bossert, J. E.: Giant sigmoid diverticulum with perforation. Amer. J. Surg. **127,** 745 (1974).

Swinton, N. W., Weakley, F. L.: Complications of colotomy and colonoscopy. Dis. Colon Rect. **6,** 50 (1962).

Symes, M. O.: Immunological problems in the treatment of malignant disease. Proc. roy. Soc. Med. **63,** 135 (1970).

Taylor, W. H.: Isolated open ileal patches. Arch. Surg. **100,** 594 (1970).

Theuerkauf, F. J., Beahrs, O. H., Hill, J. R.: Rectal prolapse: Causation and surgical treatment. Ann. Surg. **171,** 819 (1970).

Thiel, H.: Hazards of gastroenterological endoscopy. Germ. med. Mth. **3,** 68 (1973).

Thorbeck, C. V., Sanz, M. G.: Estudio comparativo entre las enteroanastomosis en biplano y las efectuadas en un solo plano extramucoso. Trabajo experimental. Cirurgia (Madr.) **25,** 195 (1971).

Torsoli, A., Arullani, P., Casale, C.: An application of transintestinal intubation to the study of the colon. Gut **8**, 192 (1967).

Towne, J. B., Coe, J. D.: Seat belt trauma of the colon. Amer. J. Surg. **122**, 683 (1971).

Turcot, J., Despres, J. P., Pierre, F. D.: Malignant tumors of the central nervous system associated with familial polyposis of the colon. Dis. Colon Rect. **2**, 465 (1949).

Turnbull, R. B., jr., Hazard, J. B., O'Hallocan, A.: Occult invasive cancer on polypoid adenomas of the colon and rectum. Dis. Colon Rect. **4**, 111 (1961).

Turnbull, R. B., Hawk, W. A., Weakley, F. L.: Surgical treatment of toxis megacolon: Ileostomy and colostomy to prepare patients for colectomy. Amer. J. Surg. **122**, 325 (1971).

Turnbull, R. B., Kyle, K., Spratt, J., Watson, F.: Cancer of the colon: The no-touch isolation technique of resection. In: Maingot, R.: Abdominal operations, Vol. 2, p. 1660. London: Butterworth 1969.

Turnbull, R. B. jr., Kyle, K., Watson, F. R., Spratt, J.: Cancer of the colon: the influence of the „no-touch isolation" technic on survival rates. Ann. Surg. **166**, 420 (1967).

Vanderstoll, D. J., Beahrs, O. H.: Carcinoma of rectum and low sigmoid. Arch. Surg. **90**, 791 (1965).

Vink, M.: Local recurrence of cancer in the large bowel: The role of implantation metastases and bowel desinfection. Brit. J. Surg. **41**, 431 (1954).

Walker, A. R. P.: Diet and cancer of the colon. Lancet **1971 I**, 593.

Wangensteen, O. H.: Complete faecal diversion achieved by a simple loop colostomy. Surg. Gynec. Obstet. **84**, 409 (1947).

Warwick, R. R. G., Sumerling, M. D., Gilmour, H. M., Shearman, D. J. C.: Colonoscopy and double contrast barium enema examination in chronic ulcerative colitis. Amer. J. Roentgenol. **117**, 292 (1973).

Watkins, G. L., Oliver, G. A.: Surgical treatment of acute perforative sigmoid diverticulitis. Surgery **69**, 215 (1971).

Waugh, J. M., Harp, R. A., Spencer, R. J.: The surgical management of multiple polyposis. Ann. Surg. **159**, 149 (1964).

Weilbacher, D., Bolin, P. A., Hearn, D., Ogden, W.: Intussusception in adults. Review of 160 cases. Amer. J. Surg. **121**, 531 (1971).

Welch, C. E.: Polypoid lesions of the gastrointestinal tract. Philadelphia: Saunders 1964.

Welch, C. E., Kittrick, J. B., Behringer, G.: Polyps of the rectum and colon and their relation to cancer. New Engl. J. Med. **247**, 959 (1952).

Welch, J. P., Donaldson, G. A.: Recent experience in the management of cancer of the colon and rectum. Amer. J. Surg. **127**, 258 (1974).

Wellwood, J. M., Jackson, B. T.: The intestinal complications of radiotherapy. Brit. J. Surg. **60**, 814 (1973).

Wheat, M. W., jr., Ackermann, L. V.: Villous adenomas of the large intestine. Ann. Surg. **147**, 476 (1958).

Wheeler, E. S.: The development of antiseptic surgery. Amer. J. Surg. **127**, 573 (1974).

Whelan, Ch. S., Furcinitti, J. F., Lavarreda, C.: Surgical management of perforated lesions of the colon with diffusing peritonitis. Amer. J. Surg. **121**, 374 (1971).

Whiteley, H. W., Stearns, M. W., Leaming, R. H., Deddish, M. R.: Palliative radiation therapy in patients with cancer of the colon and rectum. Cancer (Philad.) **25**, 343 (1970).

Widmer, A.: Temporäre Enterostomie. Helv. chir. Acta **35**, 74 (1968).

Williams, R. D., Yurko, A. A., Kerr, G., Zollinger, R. M.: Comparison of anterior and abdominoperineal resections for low pelvic colon and rectal carcinoma. Amer. J. Surg. **111**, 114 (1966).

Willis, R. A.: Borderland of embryology and pathology. London: Butterworth 1958.

Wilson, G. S., Dale, E. H., Brines, O. A.: Symposium on early diagnosis of tumors of rectum and colon: evaluation of polyps detected in 20'847 routine sigmoidoscopic examinations. Amer. J. Surg. **9**, 834 (1955).

Withehead, R.: Ischaemic enterocolitis: an expression of the intravascular coagulation syndrome. Gut **12**, 912 (1971).

Witzel, L., Classen, M., Roesch, W., Demling, L.: Cronkhite-Canada-Syndrom. Fallbericht und Übersicht. Dtsch. med. Wschr. **96**, 989 (1971).

Wolff, W. I., Shinya, H.: Colonofiberscopic management of colonic polyps. Dis. Colon Rect. **16**, 87 (1973).

Yale, C. E., Peet, W. J.: Antibiotics in colon surgery. Amer. J. Surg. **122**, 787 (1971).

Zeitler, H., Classen, M.: Morbus Crohn: Verlauf und Prognose. Fortschr. Med. **89**, 1333 (1971).

Zollinger, R. M.: Diverticulitis of the colon. Surg. Gynec. Obstet. **129**, 1045 (1969).

Zollinger, R. M., Sheppard, M. H.: Carcinoma of the rectum and the rectosigmoid. A review of 729 cases. Arch. Surg. **102**, 335 (1971).

Sachverzeichnis

Allgemeine und spezielle Chirurgie
Herausgeber: M. Allgöwer
Unter Mitarbeit zahlreicher Fachwissenschaftler
3. neubearbeitete Auflage. 425 Abbildungen. XXIV,
657 Seiten. 1976
DM 48.—; US $19.70
ISBN 3-540-07702-2

H. M. Tschopp
Microsurgical Neuro-Vascular Anastomoses
for Transplantation of Composite Bone and Muscle Grafts
An Experimental Study
With a Foreword by M. Allgöwer
50 illustrations, some in color. VIII, 52 pages. 1976
DM 58.—; US $23.80
ISBN 3-540-07517-8

L. Leger, M. Nagel
Chirurgische Diagnostik
Krankheitslehre und Untersuchungstechnik
Einführung von L. F. Hollender
Vorwort von F. Kümmerle
Übersetzung des aus der französischen Ausgabe verwendeten
Textes: U. Nagel
Unter Mitarbeit von C. Frileux et al.
2. korrigierte Auflage. 726 Abbildungen. XXII, 386 Seiten.
1975
DM 58.—; US $23.80
ISBN 3-540-06459-1

Indikation zur Operation
Herausgeber: G. Heberer, G. Hegemann
Mit 118 Beiträgen, 232 Abbildungen, 155 Tabellen. XVI, 505
Seiten. 1974
Gebunden DM 198.—; US $81.20
ISBN 3-540-06551-2

Postoperative Komplikationen
Prophylaxe und Therapie
Herausgeber: R. Pichlmayr
166 Abbildungen, 128 Tabellen. XII, 407 Seiten. 1976
Gebunden DM 88.—; US $36.10
ISBN 3-540-07700-6

F. Stelzner
Die anorectalen Fisteln
2. völlig neubearbeitete Auflage. 180 z. T. farbige Abbildungen.
Etwa 290 Seiten. 1976
Gebunden DM 178.—; US $73.00
ISBN 3-540-07755-3

Preisänderungen vorbehalten

**Springer-Verlag
Berlin
Heidelberg
New York**

Die Eingriffe in der Bauchhöhle
Herausgeber: R. Zenker, R. Berchtold, H. Hamelmann
Bearbeitet von zahlreichen Fachwissenschaftlern
3. völlig neubearbeitete Auflage. 573 Abbildungen, davon 99 farbig, 12 Tabellen. XXVI, 923 Seiten. 1975
(Allgemeine und spezielle chirurgische Operationslehre, 7. Band, 1. Teil).
Gebunden DM 720.—; US $295.20
Subskriptionspreis: Gebunden DM 576.—; US $236.20
ISBN 3-540-07380-9

L. Demling, M. Classen, P. Frühmorgen
Atlas der Enteroskopie
Endoskopie des Dünndarms und des Dickdarms,
retrograde Cholangio-Pancreaticographie
Unter Mitarbeit von H. Koch, H. Bauerle
289 z. T. farbige Abbildungen. VIII, 252 Seiten. 1974
Gebunden DM 228.—; US $93.50
ISBN 3-540-06555-5

Endoskopie und Biopsie in der Gastroenterologie
Technik und Indikation
Herausgeber: P. Frühmorgen, M. Classen
Mit Beiträgen zahlreicher Fachwissenschaftler
Mit einem Geleitwort von L. Demling
100 Abbildungen. XII, 223 Seiten. 1974
(Ein Kliniktaschenbuch)
DM 19.80; US $8.20
ISBN 3-540-06762-0

W. Wenz
Abdominal Angiography
In collaboration with G. van Kaick, D. Beduhn, F.-J. Roth
183 figures, some in color, comprising 351 radiographs and 34 drawings. VIII, 217 pages. 1974
Cloth DM 72.—; US $29.60
ISBN 3-540-06508-3

Unfallchirurgie
Von C. Burri et al.
Unter Mitarbeit zahlreicher Fachwissenschaftler
2. überarbeitete und erweiterte Auflage
144 Abbildungen. Etwa 300 Seiten. 1976
(Heidelberger Taschenbücher. Basistext Medizin. 145. Band)
DM 19.80; US $8.20
ISBN 3-540-07874-6

W. Blauth, F. Schneider-Sickert
Handfehlbildungen
Atlas ihrer operativen Behandlung
428 überwiegend farbige Abbildungen. Etwa 450 Seiten. 1976
Gebunden DM 364.—; US $149.30
ISBN 3-540-07780-4

Preisänderungen vorbehalten

**Springer-Verlag
Berlin
Heidelberg
New York**